GUÉRISONS OBTENUES

PAR LA

MÉTHODE CURATIVE EXTERNE

DU DOCTEUR COMET.

AVIS AU LECTEUR.

Lorsque j'ai entrepris la publication de la dernière édition de l'exposé complet de ma *méthode curative externe, des douleurs rhumatismales, goutteuses, nerveuses, des viscéralgies et des maladies résultant d'une altération de la circulation lymphatique*, je n'avais pas l'intention de donner une aussi prompte publicité aux résultats déjà obtenus par l'application de cette méthode.

Mais des circonstances particulières viennent de me mettre dans l'obligation de bien fixer l'attention de mes confrères et des malades sur ma méthode curative, afin qu'elle ne puisse pas être confondue avec les décevantes promesses de certains médecins inoccupés, qui ne se sont pas fait scrupule, pour remplir leurs loisirs, d'annoncer emphatiquement une imitation grossière et incomplète de mes procédés thérapeutiques.

J'ai donc rassemblé à la hâte une partie des matériaux que je voulais coordonner et présenter plus tard sous la forme scientifique en usage ; mais enfin ce travail se distinguera toujours par l'importance des succès qui y seront consignés et par l'exactitude des faits, dont l'authenticité sera d'une vérification facile.

Le docteur COMET.

N. B. Les personnes qui voudront se procurer l'exposé complet de la *Méthode curative externe*, formant une brochure de 108 pages in-8º, le trouveront chez l'auteur, rue des Petits-Pères, n. 3, à Paris. Prix : 2 francs 50 cent., *franco* par la poste, 3 francs.

IMPRIMERIE D'ÉD. PROUX ET Cᵉ, RUE NEUVE-DES-BONS-ENFANS, 3.

GUÉRISONS OBTENUES

DANS DES CAS GRAVES OU RÉPUTÉS INCURABLES,

PAR LA

MÉTHODE CURATIVE EXTERNE.

OBSERVATIONS ET DÉVELOPPEMENS PRATIQUES,
SERVANT DE COMPLÉMENT A L'EXPOSÉ
DE LA MÉTHODE.

PAR LE DOCTEUR COMÉT,

Chevalier de la Légion-d'Honneur, professeur d'anatomie physiologique, membre de l'ancienne Société royale académique des sciences de Paris, etc.

VISCÉRALGIES,
AFFECTIONS NERVEUSES DES VISCÈRES.

DOULEURS
RHUMATISMALES, GOUTTEUSES ET NERVEUSES.

MALADIES DE LA CIRCULATION LYMPHATIQUE.

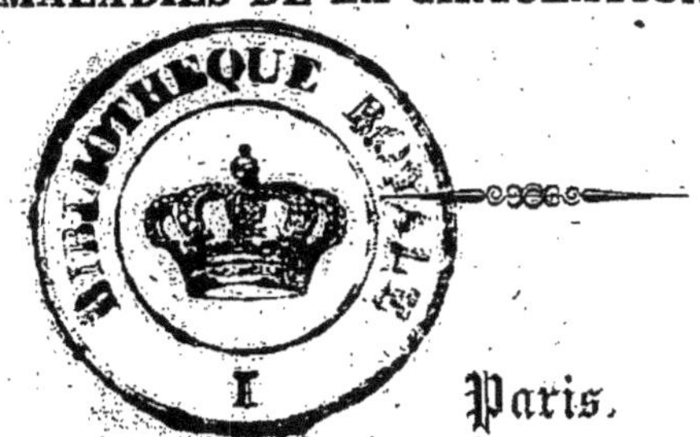

Paris.

CHEZ L'AUTEUR, RUE DES PETITS-PÈRES, N. 3,
Près de la Banque et du Palais-Royal,

ET CHEZ TOUS LES LIBRAIRES ET DIRECTEURS DE POSTE.

1838.

[illegible]

[illegible]

[illegible]

GUÉRISONS OBTENUES

DANS DES CAS GRAVES OU RÉPUTÉS INCURABLES,

PAR LA

MÉTHODE CURATIVE EXTERNE

Du Docteur COMET.

DÉCOUVERTE DE LA MÉTHODE CURATIVE.
DOULEUR ARTICULAIRE AU GENOU.

Mme Comet, mon épouse, à la suite d'un voyage assez long de France en Hollande, entrepris pendant l'hiver froid et humide de 1825, fut atteinte à l'articulation du genou gauche de douleurs d'abord sourdes, mais qui, au bout de quelque temps, devinrent très vives, surtout lorsqu'il s'opérait un changement brusque de température. Ces douleurs aiguës, lancinantes, ne diminuaient pas par le repos, et se manifestaient même au lit, la nuit, de manière à troubler le sommeil. Néanmoins, il y avait du calme pendant plusieurs heures de la journée et de la nuit. Le genou n'offrait aucune trace de la lésion dont il était le siége; seulement il était légèrement gonflé, un peu œdémateux, mais aucunement sensible au toucher. Un caractère particulier à cette affection, c'est que Mme Comet pouvait très bien, et sans douleur, s'asseoir sur les talons, ou, comme on dit, s'accroupir; mais il lui était absolument impossible de se redresser sans être fortement soulevée par quelqu'un.

On se borna dans le principe à pratiquer des frictions sèches et calmantes, à recouvrir constamment l'articulation d'un tissu de laine; cependant la persistance et le développement des accidens engagèrent à soumettre la malade à un traitement général et local très actif. Plusieurs saignées furent pratiquées, des sangsues appliquées en abondance, ainsi que des cataplasmes narcotiques; des bains, des rubéfians, sinapismes, vésicatoires volans, etc., etc., tout fut sans succès, c'est-à-dire que s'il y eut un amendement dans les souffrances, il ne parut pas être le résultat du traitement plutôt que l'habitude que Mme Comet semblait avoir contractée d'endurer les douleurs. Dans le mois de mars 1827, j'étais malade à Paris, et je reçus quelques visites de M. le professeur Broussais, qui fut occasionnellement consulté sur l'affection dont Mme Comet était atteinte. M. Broussais déclara qu'avec de la persévérance dans les appositions de sangsues, on parviendrait à vaincre l'*inflammation*: c'était aussi l'avis de plusieurs autres habiles praticiens. La doctrine physiologique était alors dans toute sa splendeur, et, malgré ma répugnance à prolonger un traitement aussi débilitant, répugnance justifiée par l'inefficacité des premières évacuations sanguines, je me laissai séduire par les promesses du célèbre réformateur, auquel je payais d'ailleurs un juste tribut d'affection et d'estime. Pendant près de trois ans on ne cessa de répéter, à de courts intervalles, les applications de sangsues. Pour résultat, rien d'appréciable qu'une grande débilité. Les choses en étaient là en 1830, lorsque les événemens politiques mirent la malade dans la nécessité de voyager précipitamment par terre et sur mer. Loin d'en éprouver de l'aggravation dans les accidens habituels, elle se trouva beaucoup mieux, et revint d'Angleterre (climat pourtant peu favorable à la guérison de ces sortes d'affections) dans un état assez satisfaisant qui se prolongea pendant plusieurs mois.

Dans l'hiver de 1831, les douleurs se manifestèrent avec plus d'intensité que jamais, surtout la nuit. J'avais très certainement mis en usage toutes les ressources connues contre les maladies de la nature de celle qui torturait mon épouse : tous les avis des maîtres de la science avaient été épuisés ; il y avait de quoi se désespérer, étant médecin, de contempler ainsi à tout instant du jour et de la nuit l'impuissance de son art ! L'avenir était menaçant... C'est pourquoi je me décidai à agir *empiriquement*, à essayer l'usage de divers agens dont le raisonnement seul pouvait autoriser l'emploi, mais qui n'avaient pas reçu la sanction de l'expérience. Enfin le succès a couronné mes efforts : étant parvenu à déterminer une modification profonde des phénomènes morbides, la voie de la réussite a été bientôt ouverte, et Mme Comet, complètement guérie, depuis plus de cinq ans, d'une lésion arthritique qui avait duré huit ans, peut maintenant, non seulement vaquer à toutes ses occupations, mais se livrer à une promenade soutenue et reprise pendant plusieurs heures de suite.

De quelle nature était la lésion contre laquelle la nouvelle médication a été si efficace? Etait-elle goutteuse, rhumatismale, nerveuse ou résultant d'une altération de la circulation des fluides blancs? C'est ce qui ne m'a pas paru bien important de rechercher d'abord : mais je me suis empressé de vérifier si les effets salutaires de la médication qui avait été si favorable à Mme Comet seraient également produits sur d'autres malades de sexes différens et dans des conditions différentes : les résultats ont dépassé de beaucoup mes espérances, et la pratique m'a conduit à la théorie que j'ai exposée dans la première partie de l'ouvrage dont une nouvelle édition vient d'être publiée. Bientôt aussi la pratique de la méthode curative externe a été soumise à des règles; la composition des remèdes, leur mode d'application ont été successivement perfectionnés de manière à pouvoir prendre rang parmi les traitemens les plus rationnels. Il serait trop long d'énumérer ici les nombreux détails de la création de la méthode curative externe et de son développement; aujourd'hui je vais établir qu'elle offre tous les avantages désirables pour le traitement des maladies qu'elle est destinée à combattre.

PREMIÈRES EXPÉRIENCES.

DOULEURS MUSCULAIRES. — CRAMPES. — LÉSION VITALE DU CŒUR, SIMULANT UNE AFFECTION ORGANIQUE. — COURBATURES. — COLIQUES (1).

Aussitôt que, par le succès obtenu et relaté dans l'observation qui précède, je fus à même d'apprécier le mode d'action et la puissance thérapeutique de la méthode curative externe, je cherchai avec avidité toutes les occasions de la mettre en pratique, certain d'ailleurs que dans aucune circonstance elle ne pouvait être abusivement employée, de manière à occasionner le plus léger accident.

Il est tout naturel de comprendre que mes premières perquisitions pour découvrir des affections qui pouvaient être avantageusement combattues par la nouvelle médication, durent être faites dans ma nombreuse famille, sur moi-même, puis dans ma clientelle particulière.

D'abord quelques-uns de mes parens et de mes cliens furent traités avec un succès très prompt pour des douleurs peu intenses, mais qui existaient habituellement et depuis long-temps, soit dans les articulations, soit dans les muscles (chairs). Mon père, fort avancé en âge, et qui était dans un état de débilité telle qu'il quittait à peine le lit à de rares et courts intervalles, fut presque subitement débarrassé de *douleurs vagues* dans les bras, les épaules et le tronc, ainsi que de *crampes* dans les jambes, qui l'incommodaient beaucoup. Cependant, vu son grand âge et son état de faiblesse générale, mon père ne fut pas soumis à un traitement actif; j'eus donc lieu de m'étonner de le voir si promptement soulagé.

LÉSION VITALE DU CŒUR. — Pour moi, j'étais sujet à des douleurs fréquentes assez fortes, entre les épaules, que toutefois je me réjouissais de ressentir et de voir fixées dans cette région, parce que lorsqu'elles n'existaient pas, j'éprouvais un malaise général résultant d'un trouble des fonctions du cœur. La coïncidence que je remarquai toujours entre la présence des douleurs aux épaules et la diminution des accidens de la circulation sanguine, me faisait regarder avec raison la lésion de la sensibilité musculaire comme un moyen révulsif précieux de la lésion du cœur.

Cependant, comme j'avais à ma disposition un moyen curatif direct, dont je ne pouvais aucunement redouter un effet contraire à celui que j'en attendais, je me décidai à le mettre en usage : *dès les premières applications*, les douleurs disparurent et ne se sont jamais manifestées depuis. Ma santé s'est améliorée sous tous les rapports, et je ne suis actuellement sujet, comme autrefois, qu'aux effets de la fatigue (*voy. plus loin*) que m'occasion-

(1) On conçoit que je devrai restreindre mes observations à l'exposé sommaire des symptômes caractéristiques des maladies, et que je ne puis ici leur donner les développemens dont elles seraient susceptibles, surtout sous le rapport du traitement.

nent souvent des travaux aussi prolongés que pénibles et multipliés, fatigue que néanmoins je supporte avec une énergie dont j'eusse été incapable il n'y a que quelques années. J'ai actuellement l'apparence et la réalité d'une très bonne santé : les accidens que j'ai éprouvés au cœur m'occupent même si peu, que je brave l'avenir et ne me soumets à aucun régime ; la tempérance est chez moi habitude et non vertu, mais je satisfais pleinement et régulièrement mon appétit, qui est très vif et proportionné aux pertes journalières que m'occasionne l'exercice de mon art dans une nombreuse clientelle. Mes confrères et amis, MM. les professeurs Marjolin et Andral, peuvent attester dans quel état fâcheux je me suis trouvé, particulièrement dans le courant des années 1831 et 1832 ; combien de craintes leur inspirait alors le trouble des fonctions du cœur, et les efforts impuissans qu'ils ont faits pour me soustraire à la pénible contemplation du danger qui, je le croyais, menaçait incessamment mon existence ; car tout en me prodiguant les conseils les plus consolans et les plus affectueux, ils corroboraient l'opinion que je m'étais formée, que je deviendrais bientôt la proie d'une affection organique.

Cependant ces phénomènes formidables furent dissipés par quelques applications des moyens qui constituent la méthode curative externe, et aujourd'hui je redoute d'autant moins l'ennemi que, s'il se montre encore, je suis plus que jamais en mesure de l'anéantir.

COURBATURE. — J'ai dit plus haut qu'actuellement en possession de la plus belle santé, je n'étais plus sujet qu'aux effets de la fatigue. Quels sont ces effets ? des courbatures fréquentes. Eh bien ! c'est ici que l'axiome : « *Qui peut plus peut moins,* » reçoit son application dans toute son extension. Par les moyens ordinaires ou en les laissant aux soins de la nature, ces indispositions durent d'un à trois jours. Je me débarrasse d'une courbature en trois quarts d'heure, une heure au plus, et je reprends immédiatement mes travaux habituels. — Comment expliquer un tel résultat ? C'est que la courbature est réellement une lésion vitale des muscles, que l'on peut considérer comme le premier degré du rhumatisme aigu.

COLIQUES. — J'ai un parent très sujet à des douleurs abdominales, sans évacuations alvines. Ces douleurs (*pincemens*, ainsi qu'il les appelle) ont toujours été considérées et traitées comme des inflammations de la membrane muqueuse intestinale. Moi, je les regarde comme des lésions nerveuses accidentelles, déterminant des convulsions fibrillaires de la membrane musculeuse des intestins (1). Aussi je n'ai jamais conseillé de prolonger le traitement au delà de la durée des douleurs ; lorsqu'elles se manifestent, je soumets le malade à la médication externe, et le calme revient comme par enchantement.

J'ai recueilli plusieurs observations de succès obtenus dans des cas analogues ; elles trouveront place dans d'autres chapitres.

(1) J'adopte la même théorie pour les douleurs de l'estomac et de la vessie, dites *crampes de l'estomac, contractions anormales de la vessie.* Le traitement curatif établit ma théorie, ou tout au moins la justifie.

PROGRÈS DE LA MÉTHODE CURATIVE.

REMARQUES ET OBSERVATIONS PRATIQUES.

Dans le principe, obligé de restreindre l'application de la mé-thode curative externe aux seules affections rhumatismales ner-veuses, goutteuses, etc., qui se rencontraient dans ma clientelle, je ne pus pas tout d'abord apprécier l'étonnante efficacité de ma nouvelle médication. Ce n'est que lorsque des cas graves, anciens et rebelles à des traitemens bien dirigés, se sont présentés, que l'expérience est venue sanctionner mes prévisions. Quelques gué-risons pour ainsi dire miraculeuses ayant eu un grand retentisse-ment, une foule de malades accoururent bientôt réclamer le se-cours d'un remède bienfaisant, et maintenant je n'ai plus que l'embarras du choix dans les observations que j'ai l'intention de publier pour prouver les avantages que l'on a droit d'attendre de l'emploi de la méthode curative externe.

Relater indistinctement toutes les histoires des nombreuses cures que j'ai opérées, c'eût été une confusion de faits superflus, car tous n'avaient pas la même importance. Il m'a paru seule-ment utile de rassembler ceux qui, ayant un caractère générique bien prononcé, pouvaient servir de type expérimental. Et puis j'ai scrupuleusement tenu à ne citer aucune guérison qui ne fût bien tranchée et dont je ne pusse fournir au besoin les preuves les plus irréfragables de son authenticité et de l'exactitude des dé-tails. C'est ainsi que j'agirai dans la publication successive des diverses séries d'observations que j'aurai pu recueillir.

Si j'ai l'occasion d'exposer des *guérisons obtenues sur des per-sonnes notables*, il ne faudra pas voir dans les récits auxquels elles donneront lieu une affectation d'amour-propre qui n'aurait aucun but. « Tous les hommes, quelle que soit leur condition, pourrait-on me dire, sont également sujets à la douleur, l'éprouvent de la même manière et ne peuvent se soustraire à la souffrance par des moyens différens ; il ne peut y avoir aucune distinction de castes dans la manifestation et le traitement des maladies. » Certes nous n'avons pas posé l'objection pour la détruire ; elle est établie sur une vérité physiologique, et elle est insurmontable. Mais nous ferons remarquer que la condition sociale d'un malade qui se soumet à un traitement nouveau et donne sa confiance à un médecin qui jusqu'alors lui était étranger, peut être comptée pour quelque chose, en ce sens qu'on doit en déduire que la ma-ladie était grave, ou tout au moins que les médecins ordinaires du malade ont éprouvé des difficultés invincibles dans le traitement. Par exemple, ce ne sera pas par ostentation que je rapporterai les effets déterminés, au moyen de la médication externe, chez des personnes telles que MM. le maréchal duc de Bellune, le prince de Schönburg, le baron James de Rothschild, et un grand nombre d'autres personnes notables de la province et de l'étran-ger, qui sont venues réclamer mes soins ; mais parce qu'il sera bien avéré que ces personnes reçoivent habituellement les soins des médecins les plus habiles et de la plus haute réputation, et que si elles étaient en proie à des affections qui jusqu'alors n'ont pu être avantageusement combattues par les secours de l'art, les succès qui dans ces cas auraient été obtenus établiront bien mieux que tous autres la puissante efficacité de mes moyens curatifs.

D'ailleurs, pour prouver que ce n'est point un sentiment de vanité qui me décidera à agir de la sorte, j'aurai l'attention de ne pas élaguer de mes tableaux pratiques certains cas de succès incomplets, dont je donnerai l'historique avec franchise, pour qu'on puisse suivre la marche des phénomènes qui doivent faire reconnaître, en toutes circonstances, la puissance de la méthode curative externe. Cependant, je l'ai déjà hautement exprimé dans mon autre ouvrage, je n'ai pas la prétention de guérir *tous les maux réputés incurables*; ma médication n'est pas infaillible; seulement les guérisons, dans ma pratique particulière, sont, en proportion des succès, des guérisons incomplètes et des insuccès, sur dix malades, dans le rapport de 6, 3 et 1. Je laisserai aux praticiens de bonne foi l'appréciation de tels résultats, que je suis à même de justifier en les reproduisant constamment, ainsi que j'ai demandé d'en faire la preuve dans les hôpitaux, sous la surveillance d'une commission de médecins désignés *ad hoc*. (Voir ma correspondance avec MM. les ministres de l'intérieur et des travaux publics, dans l'exposé complet de la Méthode curative externe.)

RHUMATISMES MUSCULAIRES ET ARTICULAIRES GOUTTEUX ET NERVEUX.

Vers la fin de l'année 1834, j'eus l'occasion d'obtenir la guérison d'un rhumatisme musculaire et articulaire, fort remarquable, tant par l'intensité des accidens et leur durée, que par la résistance opiniâtre que cette affection avait montrée contre les traitemens les mieux suivis et les plus actifs. Cependant la médication qui m'est particulière fut d'un effet aussi prompt que favorable, et j'ai eu la satisfaction de constater naguère, ainsi qu'on va le voir, que le succès avait été complet et sans aucun retour des phénomènes morbides pendant le long espace de temps qui s'est écoulé depuis la guérison.

Appelé pour un malade qui m'était inconnu, mais demeurant dans mon voisinage, et qu'on m'assurait être en proie aux plus violentes douleurs, je me transportai auprès de M. Jannois, rue Neuve des Bons-Enfans, n. 9. Je trouvai un homme d'environ quarante ans, assis auprès du feu, enveloppé d'un large manteau; il ne pouvait rester couché, disait-il; mais à peine lui eus-je adressé quelques questions sur la nature de l'affection qui l'engageait à réclamer mes soins, il m'interrompit : « Oh ! monsieur le docteur, je ne cherche point à guérir; cela me paraît désormais impossible : j'ai subi toutes sortes de traitemens, toujours avec le même insuccès; aussi je n'ai plus de médecin, et si je vous ai prié de venir, ce n'est pas pour me faire torturer de nouveau par des secours impuissans; c'est seulement pour vous prier de me formuler une prescription narcotique propre à *m'engourdir* et à m'ôter le sentiment de mes souffrances. » Malgré cette volonté bien prononcée, j'insistai pour avoir quelques détails, faisant d'ailleurs remarquer qu'un médecin ne pouvait agir ainsi, machinalement, sous l'impulsion d'un malade irrité; alors M. Jannois se décida à me donner quelques explications. Il était arrivé depuis quelque temps de l'Amérique méridionale. Ce fut en janvier 1833, à Rio-Janeiro, qu'il ressentit dans le bras et l'épaule les premières atteintes d'un rhumatisme musculaire et articulaire, qui devint extrêmement douloureux. Un médecin lui donna des soins réguliers, fit appliquer comme moyen principal des sangsues qui ne furent suivies d'aucun résultat; une consultation eut lieu avec un médecin renommé de la ville, et l'on décida qu'il fallait continuer les applications de sangsues. On en posa tout de suite un grand nombre; mais, chose étrange, les accidens, au lieu de diminuer, augmentèrent considérablement. Des frictions opiacées, sédatives, furent pratiquées sans le moindre succès; il n'y eut que l'action d'un large vésicatoire qui détermina la rémission des douleurs qui, jusqu'alors, n'avaient point eu d'interruption. Les mouvemens du bras, qui étaient tout à fait impossibles, se rétablirent un peu, et le calme revint. Cependant, à quelque temps de là, tous les accidens se montrèrent avec la même intensité. Espérant tout de l'application d'un vésicatoire qui lui avait été si favorable, M. Jannois s'empressa d'y avoir recours, mais en vain; son effet fut nul, et les souffrances allèrent toujours croissant. Obligé de s'embarquer pour revenir en France, M. Jannois fit une traversée de plusieurs mois sans pouvoir obtenir le moindre soulagement; il ne pouvait aucunement se vêtir, et lorsque je le vis, dans l'impuissance où il était de faire le moindre mouvement du bras, il se bornait à s'envelopper dans quelques tissus de laine recouverts de son manteau.

Malgré sa répugnance à se soumettre à un nouveau traitement, j'en fis espérer à M. Jannois un tel avantage, qu'il renonça à la potion narcotique qu'il sollicitait de moi, et consentit à me laisser pratiquer la méthode curative externe. Dès la première application, il y eut une modification appréciable; à la troisième, qui eut lieu le surlendemain, les douleurs disparurent entièrement, et l'exercice du bras fut presque aussi libre qu'avant la manifestation du rhumatisme. Le quatrième jour, M. Jannois vint chez moi me remercier et me témoigner son étonnement de sa miraculeuse guérison. Depuis que je l'ai soigné, il n'a éprouvé aucune rechute. Je l'avais perdu de vue pendant quelque temps; mais ayant appris qu'il avait fait l'acquisition d'une propriété à Chaville, près Versailles, je lui écrivis pour lui demander quelques renseignemens et des nouvelles de sa santé; il me répondit aussitôt; voici un extrait de sa lettre:

Chaville, ce 22 janvier 1836.

A M. le docteur Comet.

Monsieur,

Vous me demandez des détails sur l'origine de mon rhumatisme et la manière dont j'ai été traité; trop heureux, Monsieur, d'avoir occasion de vous payer un juste tribut de reconnaissance pour les soins aussi empressés qu'efficaces que vous m'avez donnés. Ce fut en janvier 1833, à Rio-Janeiro, que je ressentis les premières douleurs... (Suivent des détails que j'ai résumés dans l'exposé qui précède)... Désolé par des souffrances aiguës qui allaient toujours croissant, je vous fis appeler, Monsieur, et dès le surlendemain, j'eus tant à me féliciter d'avoir suivi votre méthode, que je demeure convaincu qu'elle seule peut être apte à guérir promptement, et sans douleurs dans son application, les rhumatismes les plus rebelles.

Agréez, etc.   JANNOIS, propriétaire à Chaville.

J'eus aussi sur la personne de M. de C..., ancien secrétaire de la chambre des députés, une autre observation de rhumatisme musculaire et articulaire chronique, du bras et de l'épaule, qui offrait pour parvenir à la guérison plusieurs difficultés. Les unes résultaient de l'âge avancé du malade (78 ans), et de l'ancienneté du mal (1). D'ailleurs, M. de C... avait déjà été infructueusement soumis aux traitemens les plus énergiques. Pour en apprécier la rigueur, il suffira de savoir que trois moxas avaient été appliqués, et avaient désorganisé la peau dans une si grande étendue, que les cicatrices qui en ont été la suite n'occupaient pas moins de plusieurs pouces de diamètre chacune : l'épiderme qui les recouvrait était d'une finesse telle qu'une friction un peu rude en aurait rompu la continuité et donné lieu à une hémorrhagie subséquente. Cependant, malgré ces obstacles à l'emploi de la méthode curative externe, je l'ai pratiquée avec le plus grand succès ; après trois applications faites à vingt-quatre heures de distance, la guérison était complète. La douleur avait disparu dès le premier jour du traitement, et la liberté des mouvemens était acquise après le troisième.

J'aurai encore l'occasion de signaler bon nombre de résultats non moins heureux dans des lésions rhumatismales souvent très graves et très rebelles, lorsqu'elles ont leur siége dans la profondeur des articulations de l'épaule, du bras, des hanches, des genoux ou des pieds. A la longue elles déterminent ordinairement dans ces parties une altération organique, et lorsque la dégénération des tissus a commencé, la maladie est au dessus des ressources de l'art. Cependant, comme il n'existe pas de moyen absolu de reconnaître *à priori* la nature et l'étendue de la lésion, il ne faut pas négliger le traitement. Ce n'est que par l'insuffisance de la médication externe, convenablement dirigée pendant un certain temps, que l'on peut juger de l'état d'incurabilité où se trouvent les régions affectées. Je vais citer à l'appui de cette remarque plusieurs observations de cas que l'on pouvait considérer comme n'offrant aucune chance de réussite ; cependant les guérisons ont été opérées, mais le troisième cas, après avoir offert l'apparence d'un succès, reparut sans laisser à la malade l'espoir d'un résultat semblable à celui primitivement obtenu, car elle n'a pas voulu, malgré mes avis, reprendre le traitement qui lui avait procuré un bénéfice qu'elle avait en vain cherché,

(1) Alors nous mettions au nombre des causes contraires à une guérison prompte et soutenue, le grand âge des sujets, l'ancienneté des maladies ; l'expérience nous a fait reconnaître, et nous l'avons consigné dans l'exposé de notre méthode, que ces circonstances n'étaient aucunement défavorables au succès.

depuis bien des années, dans une foule d'agens thérapeutiques internes et externes. Au contraire, le sujet qui est l'objet de la première observation est parvenu par sa persévérance à un but que je me serais bien gardé de lui promettre. Quant au deuxième, il a si promptement guéri, qu'il était non moins glorieux d'avoir vaincu son mal, que s'il eût été l'inventeur du procédé curatif. Il est vrai qu'il s'est traité lui-même et que je n'ai participé en rien à l'application des remèdes; je me suis borné à lui donner deux avis et à lui procurer un appareil dolorifuge. Il en a été de même pour le premier malade avec lequel je n'ai eu de rapport que par correspondance; il me suffira de donner un extrait de ses lettres pour faire connaître l'état fâcheux dans lequel il se trouvait, et les avantages qu'il a retirés du traitement.

Nantes, le 23 mars 1836.

A monsieur le docteur Comet.

Monsieur,

J'ai soixante-deux ans révolus; depuis l'âge de trente-huit (c'est-à-dire depuis vingt-quatre ans), je suis affecté aux deux pieds et aux jambes, principalement à la partie droite, de douleurs, gonflemens et rougeurs que les divers médecins qui m'ont soigné ont caractérisés de *goutte permanente*, *rhumatisme goutteux*. Dans le principe et pendant dix ans, je n'étais affecté que momentanément, soit au lit, soit levé, et par l'effet de fraîcheurs que j'éprouvais. Mais avec l'âge le caractère de cette maladie est devenu tel, qu'avec les cas fâcheux désignés plus haut, je vois chaque jour aggraver ma position, au point que j'en suis à ne pouvoir faire que quelques pas appuyé sur deux bâtons, et par un redoublement de souffrances, je passe quelquefois deux ou trois mois sans pouvoir sortir du lit. Au pied gauche j'ai un très faible mouvement d'articulation, et je n'en ai presque aucun au pied droit. Telle est ma position. Pensez-vous, Monsieur, que votre remède puisse me guérir ou seulement me soulager? J'ai pour n'en pas douter, la confiance que m'inspire l'exposé de votre méthode, que j'ai lu, etc.

FAVREUL père,

Place du Moutier, cloître Notre-Dame, n. 24, à Nantes.

Ma réponse, comme on le pense bien, fut d'autant plus réservée que la maladie me paraissait très compliquée et même incurable. Cependant, pour ne pas désoler le malade, et avec l'espérance de le soustraire à ses douleurs, sinon de lui rendre le libre exercice de ses membres, je lui conseillai d'*essayer* de la méthode curative externe, l'engageant toutefois à persévérer dans son emploi, s'il en obtenait un avantage notable, car alors je pouvais lui prédire un succès plus complet. D'ailleurs c'est toujours ainsi que j'agis à l'égard des personnes qui réclament mes soins, quelque peu grave que soit en apparence une affection pour laquelle je suis consulté, et malgré la confiance que me donnent les succès multipliés que j'ai obtenus, je ne promets rien d'avance, si ce n'est de n'occasionner jamais un trouble plus grand ou plus redoutable que celui qui existe. Mais si, sous l'empire de ma médication externe, il s'opère une modification favorable, alors j'entrevois le succès, je l'annonce avec discrétion, comme encouragement, et le malade et le médecin arrivent bientôt au but sans crainte et sans regrets.

Le 30 mars, M. Favreul me fit connaître qu'il était dans l'impatience d'essayer mon remède ; je lui en fis faire l'expédition, le 2 avril ; il le reçut probablement le 5 ou le 6, et le 15 du même mois il m'adressa la lettre suivante :

Nantes, le 15 avril.

Monsieur,

J'ai reçu et en partie employé le remède que vous m'avez adressé, et j'ai à vous en faire l'éloge et des remercîmens. Depuis que je le mets en usage, je trouve dans ma position un mieux sensible ; le gonflement du soir est réduit à peu de chose ; le mouvement et l'élasticité me reviennent aux articulations des deux pieds ; les nerfs acquièrent une souplesse plus facile ; enfin je me trouve mieux sous tant de rapports, que hier je sortis, *ce qui ne m'était pas arrivé depuis onze mois*, et allai sur une promenade à soixante toises de ma demeure, appuyé d'une béquille à main seulement, et me tirai assez bien de cette course ; j'étais cependant un peu fatigué à ma rentrée chez moi. Je suis résolu à persévérer, et si, comme je le crois, chaque envoi que vous me ferez a un résultat semblable et progressif pour ma guérison, j'espère être parfaitement bien à la fin de trois ou quatre nouvelles demandes (1).

Je vous prie donc de m'envoyer, etc.

FAVREUL père.

Le 20 mars, M. Desch....., propriétaire à Saint-Germain-en-Laye, me fit demander mon avis sur un engorgement considérable et fort douloureux situé à l'articulation d'un pied avec la jambe. Cette affection existait depuis fort long-temps, et avait résisté à tous les moyens employés pour la détruire ; il ne pouvait aucunement s'appuyer sur le membre affecté. D'après les indications qui me furent données, j'avais lieu de penser qu'il devait y avoir un commencement d'altération organique des surfaces articulaires. Cependant M. Desch..... ne me consultait que pour la forme, et, bien inspiré, il était d'avance décidé à mettre en usage la méthode curative externe. Je ne crus pas devoir l'en dissuader ; il n'y avait aucun inconvénient à en faire l'essai. Je ne croyais pas à la guérison radicale du mal, mais j'en attendais une grande diminution des douleurs, et dans cet unique but je permis de l'employer. M. Desch..... fut livré à lui-même ; il pratiqua seul la vaporisation et les frictions, et je n'entendis parler de lui que pour apprendre sa guérison qui fut presque complète en moins de quinze jours. Le 5 avril, il m'envoya un de ses amis qui m'assura que M. Desch..... marchait fort librement, par précaution appuyé sur une canne et le pied chaussé d'une pantoufle. Mais comme il restait une sorte d'engourdissement et de raideur dans l'articulation, il désirait continuer de faire quelques applications de remèdes ; sa visite n'avait d'autre but que de me prier de lui en faire parvenir.

J'ai su depuis que M. Desch..... est complètement guéri. J'ai appris ce résultat définitif par des personnes qui l'ont connu malade, et qui, par suite des bons effets qu'elles lui ont vu obtenir de l'emploi de la méthode curative externe, sont venues réclamer

(1) Une deuxième expédition a seulement eu lieu.

mes soins pour des accidens moins graves, mais analogues à ceux dont M. Desch..... *s'était entièrement débarrassé sans le secours d'aucun médecin*, ainsi qu'il s'en glorifiait et qu'il se plaisait à le raconter. Il est vrai que je n'ai jamais vu ce monsieur, et que tout le mérite du traitement lui appartient; il n'y a que le garçon de laboratoire qui pourrait réclamer sa part du succès, pour la peine qu'il a prise à préparer les remèdes; pour moi, je n'ai revendiqué que le droit de constater le fait.

Madame L., mère de M. le secrétaire des commandemens de S. A. R. Madame Adélaïde, est atteinte depuis plusieurs années d'une affection rhumatismale nerveuse ayant son siége dans la profondeur des articulations des épaules et des bras. Il existe un engourdissement douloureux habituel de ces membres, qui ne se dissipe un peu que lorsque la malade leur imprime un exercice forcé; mais la pesanteur et l'engourdissement ne tardent pas à reparaître accompagnés de douleurs très vives, et qui, dans certains momens, arrachent des cris.

Madame L. ne se mettait au lit qu'avec une grande répugnance; car dans la position horizontale, le corps appuyant même légèrement sur les épaules, les douleurs devenaient atroces et ne laissaient pas un instant de repos; elles excitaient de tels gémissemens, que les voisins en furent quelquefois éveillés. L'état de Mme L. m'inspira la plus vive compassion; elle montrait une résignation qui faisait naître la plus tendre pitié pour elle. Si quelques instans de sommeil lui permettaient de recouvrer des forces, elle s'estimait encore heureuse; mais à peine sa paupière était-elle fermée pendant quelques minutes, qu'une crise violente venait la rappeler à ses souffrances. Tous les remèdes imaginables internes et externes avaient été mis en usage sans succès; les calmans, les anti-phlogistiques, les révulsifs les plus énergiques, parmi eux le *moxa*, n'ont aucunement modifié l'état de la malade, qui enfin est venue réclamer mes soins. Mais, sur l'exposé des symptômes, je n'hésitai pas à déclarer que je croyais à une altération organique, contre laquelle il ne pouvait y avoir de moyens curatifs.

Mme L. m'était adressée par une de ses amies qui lui avait assuré que je la guérirais. Je n'avais point cette espérance; cependant elle insista tant, que je me décidai à essayer quelques applications méthodiquement faites sur les régions affectées. J'opérai la vaporisation et les frictions tous les soirs pendant une demi-heure sur chaque épaule. Le premier jour, il n'y eut aucun effet appréciable; le second jour, la malade n'osait croire à une amélioration qui existait déjà; mais le troisième jour, la majeure partie des accidens disparurent; le sommeil fut parfait pendant toute la nuit qui suivit, et Mme L. se leva animée de l'espoir d'être bientôt radicalement guérie. Ces avantages furent soutenus par deux applications successives. En tout j'en avais pratiqué cinq, lorsque Mme L. me pria de suspendre mes visites, étant, disait-elle, à même de se faire continuer les soins que son état exigeait; mais ces soins lui manquèrent.

Au bout de quelques jours, quelques accidens s'étant montrés de nouveau, Mme L. me pria de lui faire une nouvelle application ; ce fut la dernière ; dès lors elle se contenta de l'allégement que j'avais apporté à ses souffrances, et persuadée qu'elle ne pourrait jamais guérir radicalement, elle ne voulut pas s'astreindre à un traitement prolongé. Mme L. est venue me voir il y a quelques mois ; elle est dans un état satisfaisant, comparativement à celui où elle se trouvait lorsque je lui donnai des soins ; mais elle souffre encore, et d'une manière qui serait insupportable pour toute autre qu'elle, qui s'est en quelque sorte familiarisée avec la douleur.

L'observation que je viens de rapporter, bien qu'elle ne justifie pas d'un succès complet et durable, établit toute la puissance de la médication externe, même dans les cas au dessus des ressources de l'art. Sous son influence, les accidens les plus rebelles à tous les moyens thérapeutiques jusqu'alors employés cédèrent presque subitement, et les résultats obtenus par les premières applications furent si extraordinaires et si inattendus, que la malade criait déjà au miracle, et montrait une volonté de persévérer dans le traitement, qui malheureusement ne s'est pas soutenue, et à notre avis l'a privée des avantages multipliés sur lesquels elle avait droit de compter, et qu'on ne rencontre jamais en changeant sans cesse de remèdes.

———❖———

APPRÉCIATION
DE L'EFFICACITÉ DE LA MÉTHODE.

En admettant, comme je l'ai fait (*voyez* page 10), qu'il peut se présenter *un cas sur dix* contre lequel ma méthode curative est tout à fait impuissante, et sur le même nombre trois autres cas contre lesquels elle n'a qu'un effet salutaire borné, il reste toujours établi, par l'expérience souvent renouvelée, que les malades les plus gravement atteints ont neuf chances contre une que leur état sera notablement amélioré, et six chances contre quatre qu'ils obtiendront une guérison complète. Certainement on a droit de me dire que ma méthode curative n'est pas infaillible ; aussi ne l'ai-je pas présentée comme telle, mais comme d'une efficacité bien au dessus de tous les moyens thérapeutiques connus, et donnant des résultats inouïs, comparés à ceux déterminés par les traitemens ordinaires.

Je vais bientôt rapporter plusieurs observations de succès complets et soutenus, obtenus après une seule, deux ou trois applications au plus des remèdes externes qui constituent ma méthode curative. En existe-t-il une autre dont l'action bienfaisante puisse être mise en parallèle ? Eh bien ! n'est-ce pas une heureuse thérapeutique que celle qui donne constamment de pareils résultats ?

Voici comment il convient d'apprécier et de calculer les effets que l'on doit obtenir par l'emploi de ma méthode :

Son usage ne pouvant jamais être nuisible (je dis JAMAIS, et je défie qu'on *m'oppose une seule exception*), elle peut être d'abord pratiquée de manière à produire un effet qui serve de point de départ. Si après cinq ou six applications au plus, mais convenablement faites, il ne s'est point manifesté une modification favorable, notable, il y a lieu de craindre l'existence d'une altération de tissus, toujours au dessus des ressources de l'art. Cependant il serait bon alors de suspendre le traitement pendant quelque temps, et de le reprendre ensuite pour faire un nouvel essai qui pourrait être favorisé par des circonstances différentes de celles où l'on se trouvait d'abord, ces circonstances ayant pu être défavorables en raison de l'état de l'atmosphère, de la disposition particulière du sujet, de l'inhabitude ou du peu de zèle et d'intelligence des personnes préposées à soigner le malade. Enfin moi-même je me suis plusieurs fois fort bien trouvé d'avoir suspendu un traitement pour le reprendre après quelques jours ou quelques semaines écoulés.

Mais lorsqu'on obtient de prime abord un avantage marqué, il ne faut pas interrompre un seul jour le traitement; il faut, au contraire, persévérer dans son emploi pour accroître la modification déjà acquise. On n'atténue pas une lésion vitale d'un seul coup, c'est par une succession d'effets sur-ajoutés les uns aux au- et multipliés, que l'on arrive au but. Ne pas reculer, c'est avancer : la résistance morbide peut être forte; la persistance thérapeutique doit lui être proportionnée, si l'on veut agir rationnellement et selon les lois rigoureuses de la physiologie.

Qui ne sait avec quelle facilité on dénature la sensibilité des tissus vivans de manière à en changer l'impressionnabilité et à les rendre pour ainsi dire invulnérables par l'action de certains agens ordinairement destructeurs. L'opium n'empoisonne ni ne porte au sommeil les Orientaux, qui le prennent avec délices, comme les Européens le café ou le thé : voilà un exemple entre mille pour les sensations internes. Mais ces jongleurs, qui se sont habitués à supporter la température d'un four fortement chauffé, et à tremper leurs membres dans de l'huile bouillante ou du plomb fondu, ne sont-ils pas parvenus à modifier profondément la sensibilité de la peau, puisque, en examinant ce tissu, on n'y remarque aucune particularité d'organisation?

Les enfans du riche et ceux du pauvre sont identiquement organisés en venant au monde. Au bout de huit jours, ils ne sont plus impressionnables de la même manière.

L'enfant du pauvre, que l'on n'a pas pris soin de garantir contre les variations de la température, a bien vite acquis une remarquable force de résistance à leur influence; l'enfant du riche, au contraire, que l'on a immédiatement soustrait aux vicissitudes atmosphériques, ne peut déjà plus y être exposé, même accidentellement, sans danger. Cependant les deux enfans sont restés identiquement organisés, mais sont devenus différemment impressionnables par l'action d'un même agent physique dans des conditions opposées, l'air, privé ou chargé de calorique. Enfin s'il existe des maladies qui se manifestent par la perversion des sens et des goûts dépravés, n'est-ce pas la preuve que la sensibilité organique peut être modifiée profondément par des causes physiques? Cette vérité reconnue, il suffisait donc, pour combattre avec avantage les affections résultant d'un trouble nerveux, de trouver des agens modificateurs de la sensibilité en rapport avec l'effet qu'il est nécessaire de produire; et dans ce cas est-on autorisé à dire que les *névroses* sont au dessus des ressources de l'art, c'est-à-dire de l'observation et de l'expérimentation? Cette contradiction m'a frappé et m'a encouragé dans la recherche, sinon des causes qu'il importe fort peu de reconnaître, mais des effets d'une médication curative rationnellement dirigée contre ces maladies; l'expérience a fait le reste.

A l'appui des préceptes qui viennent d'être énoncés, je vais immédiatement rapporter quelques observations de cas graves dans lesquels la méthode curative a été suivie des plus heureux succès, dus surtout à la persévérance et à la régularité qui ont été mises dans son emploi. Ces résultats, d'une haute importance, n'auraient pu être acquis si l'on avait compté sur des effets aussi prompts que ceux que l'on peut obtenir dans des affections pour ainsi dire superficielles, et qui ne nécessitent pas une profonde modification des fluides lymphatiques ou nerveux.

IMPUISSANCE MUSCULAIRE SIMULANT LA PARALYSIE.

N. B. La rédaction de cette observation appartient tout entière au malade qui en est le sujet; elle résulte d'extraits tirés textuellement de sa correspondance.

Monsieur,

Je viens de faire venir de Paris votre brochure pour y voir la manière de traiter les rhumatismes, ayant une jambe réduite depuis plusieurs années presqu'à un état de paralysie. J'ai montré votre *Méthode curative externe* à mon médecin, qui m'a fort conseillé d'en faire l'essai; mais comme mon rhumatisme, si même c'en est un, est d'un genre fort singulier, je désire vous consulter sur mon état et savoir si vous croyez que votre remède puisse me convenir.

Je suis petit, maigre, d'une constitution faible, âgé de 50 ans, mes parens ont presque tous été atteints de maladies nerveuses très fortes, surtout du côté de ma mère, qui était Anglaise; moi-même j'ai les nerfs fort irritables, et leur grande susceptibilité s'oppose perpétuellement aux remèdes que mon état de santé exigerait : par exemple, je ne puis souffrir la grande chaleur, surtout celle du feu, quoique je sois très frileux en hiver; je ne peux rester dans un lit chauffé ou un peu trop couvert; les crampes, les tréssaillemens me font sauter par dessus les toits; les bains chauds, les douches me réussissent très mal, aussi, en un mot, il me faudrait une température douce et égale. Ma jeunesse a été délicate, du reste assez tranquille; j'ai toujours mené une vie trop sédentaire; m'étant adonné aux arts, en étudiant le paysage d'après nature, je me suis souvent assis dans des endroits humides.

A l'âge de quarante ans environ, j'ai commencé à perdre mes forces dans les jambes sans éprouver aucune douleur et sans avoir eu d'accident; quand j'avais marché environ une heure, mes genoux fléchissaient sous moi, je serais tombé, si je ne m'étais assis, et cinq minutes de repos suffisaient pour me remettre. Quinze jours plus tard, je ne pouvais plus marcher qu'une demi-heure, puis un quart d'heure, puis dix minutes, et tout cela sans autre douleur que des maux de nerfs, c'est-à-dire un malaise, des

inquiétudes dans les membres, des crampes, etc. Je ne pouvais appeler ce-
là une maladie, mais pourtant arrivé là, il a fallu me soigner : je chance-
lais sur mes jambes comme un homme ivre, et serais tombé souvent sans
le secours d'un bâton. Ma première idée a donc été de croire mon mal
un rhumatisme et de le traiter en conséquence. Je suis allé aux eaux de
bains près Plombières. Mes nerfs m'empêchaient de prendre des bains
trop chauds, mais j'ai pris des douches assez chaudes ; à la quatrième je
me suis aperçu du mal qu'elles me faisaient : Tant mieux ! m'a-t-on dit,
c'est marque qu'elles agissent, continuez. J'en ai pris onze, et elles ont
si bien agi que je me suis trouvé tout disloqué ; tandis qu'auparavant je ne
boitais qu'après quelques minutes de marche, voilà que maintenant, au
sortir de mon lit, je tombais à droite et à gauche, à moins d'avoir toujours
ma canne, et tout cela sans douleur que les nerfs bien attaqués ; des en-
vies de rire, de pleurer sans motif, un malaise vague qui vous fait souffrir
sans pouvoir dire où ni comment. Alors j'ai abandonné le rhumatisme
pour soigner les nerfs, j'ai cru que ma maladie n'était qu'un affaiblissement nerveux ; de là les bains froids, les ventouses et plusieurs autres remèdes ; les nerfs se sont alors rétablis, mais le mal de jambe a demeuré ;
je suis encore revenu au traitement des rhumatismes, j'ai été aux eaux de
Plombières, de Bourbonne, je me suis frictionné avec plusieurs linimens,
et voici ma position actuelle et le résultat de tous ces traitemens. La maladie a pris un caractère plus positif ; elle est tombée principalement sur
la jambe gauche depuis la hanche jusqu'au bout du pied, et aussi sur le
bras du même côté. C'est surtout quand il fait mauvais temps. J'éprouve
une sorte d'engourdissement, je perds le sentiment du tact, je lâche ce
que je tiens sans le sentir, je n'ai plus aucune force dans la jambe, les
muscles n'ont plus d'action : le nerf sciatique, le pliant du genou, le col du
pied, quand je veux marcher, tout me manque à la fois ; ce n'est plus la
mauvaise jambe qui marche, c'est la bonne qui la traîne après elle, et non
seulement elle ne marche pas, mais je ne saurais seulement lever le pied
soit pour monter un escalier, ou mettre le quartier de mon soulier. C'est
un état voisin de la paralysie.

Cependant les eaux thermales ne me soulagent pas, les douches surtout
irritent et augmentent le mal. Bourbonne m'avait rendu si lourd que je
n'y pouvais plus bouger ; du reste tous les linimens toniques augmentent
l'irritation de mon mal, qui se joint à un échauffement prodigieux. L'usage du lait froid a un peu remédié à ce dernier inconvénient ; aussi vais-je
mieux cette année, et c'est ce qui m'encourage à aider la nature. J'avais
envie d'aller aux bains de mer, mais j'en suis éloigné et les voyages me fa-
tiguent beaucoup ; j'aimerais beaucoup mieux que votre remède pût me
convenir, j'attends votre décision là-dessus.

Pardon, Monsieur, si j'abuse de vos momens, la faute en est à la confiance que votre ouvrage m'inspire, c'est ce motif qui me fait espérer de
vous une réponse, la plus prompte possible.

Votre dévoué serviteur, ARTHUR DE VILLERSVAUDEY,
Rue du Loup, 25, à Nancy, dept. de la Meurthe.

Bien que l'affection de M. de Villersvaudey me parût d'une nature assez rebelle, je conseillai d'essayer l'emploi de ma méthode
curative, en recommandant d'agir particulièrement sur le centre
nerveux vertébral, la moelle épinière, d'où émanent les nerfs du
mouvement. Les effets de cette médication pouvaient faire reconnaître si les accidens résultaient d'une paralysie réelle ou simplement d'une impuissance musculaire (1). M. de Villersvaudey,

______

(1) La paralysie résulte de l'abolition complète de l'action nerveuse ; l'impuissance musculaire peut n'avoir pour cause qu'un trouble de l'innerva-
tion. La paralysie est incurable ; l'impuissance musculaire est avantageusement combattue par la méthode curative qui m'est particulière.

après avoir consulté son médecin, M. Béchet père, consentit à suivre mes avis. Voici la lettre qu'il m'écrivit après avoir terminé l'essai que je l'avais engagé à faire :

Monsieur,

J'ai fini, il y a quelques jours, le traitement que vous m'aviez ordonné, et j'ai fini faute de médicamens ; je n'ai eu de l'eau réactive que pour neuf jours. Ce traitement a été suivi avec la plus grande exactitude, mais jusqu'à présent je n'en éprouve pas un grand soulagement. Il est vrai que je suis tombé dans le moment des plus fortes chaleurs, le thermomètre étant de 25 et 26 degrés, et j'étais dans un état de transpiration perpétuel. Il paraît d'abord que le remède y porte naturellement, car je sentais toutes mes sensations se porter à la peau : si je n'étais pas assez vêtu, j'avais froid, lorsque j'avais mes vêtemens de flanelle. j'étais en eau, mais j'aimais mieux cela. Cependant je crois la hanche gauche un peu dégagée ; je fais quelques pas avec plus de sûreté qu'auparavant ; j'ai encore du baume névropathique, je continue à m'en frictionner les membres, et je m'en trouve assez bien : je crois aussi que l'usage de la *flanelle préparée* doit être fort utile, et je pense m'en faire venir des vêtemens confectionnés.

Maintenant, mon médecin pense que mon traitement a trop peu duré pour avoir pu agir sur un mal aussi ancien que le mien, qu'il faut que je le recommence en le faisant durer au moins trois semaines, et que je ferai bien, pour cela, d'attendre la fin de l'été. Il me charge aussi de vous demander si je ne pourrais pas me contenter de pratiquer la vaporisation seulement depuis la région sacro-lombaire, en la continuant sur le nerf sciatique de la cuisse gauche, qui est la partie la plus attaquée, tandis que l'épine du dos, surtout à sa partie supérieure, ne paraît nullement malade.

Pensez-vous aussi, Monsieur, qu'il faille recommencer le traitement, comme le dit mon médecin, pendant au moins le double de temps que je l'ai déjà fait, c'est-à-dire trois semaines ? L'effet du remède est-il de faire transpirer, ou était-ce l'effet de la température ? Comment faut-il alors se conduire ? Enfin si l'on doit retirer un bénéfice du remède, est-il prompt, ou ne vient-il qu'à la longue (1) ?

Vous ne vous étiez pas trompé, Monsieur, dans votre consultation, les muscles du cou et surtout de la langue fonctionnent très bien, aussi j'espère bien n'être pas paralysé...

ARTHUR DE VILLERSVAUDEY.

Quoique le résultat de ce premier essai ne puisse être considéré comme satisfaisant, on voit, par la lecture de cette lettre, que la modification nécessaire pour apprécier la nature du mal a été obtenue, et que M. le docteur Béchet père, dont le mérite justifie la réputation dont il jouit à Nanci, s'est déjà prononcé avant d'avoir mon opinion sur la nécessité de persévérer dans le traitement. Ce médecin aperçoit même si bien l'influence directe de la médication, qu'il indique le trajet sur lequel il faudrait opérer pour obtenir des effets plus prononcés. Je ne pouvais que partager l'avis de mon confrère, et je pressai le malade de reprendre immédiatement le traitement, sans attendre la fin des chaleurs qui, bien qu'incommodes pour le patient et l'opérateur, ne pouvaient être nuisibles au premier. J'ai déjà émis ce précepte, qu'aussitôt qu'une modification favorable a été acquise, il ne faut pas interrompre un seul jour le traitement. Mon conseil fut adopté et suivi ponctuellement, au grand avantage du malade, comme on va le voir par la teneur des lettres suivantes :

(1) La réponse à cette question se trouve dans le résultat obtenu, consigné dans les lettres suivantes.

Monsieur,

J'ai reçu la caisse que vous m'avez envoyée, mais elle n'était pas tout à fait conforme à ma demande. Au lieu de quatre bouteilles d'eau réactive, il n'y en avait que trois. Cependant j'en suis déjà aux deux tiers, et j'ai le chagrin de prévoir qu'elles ne me suffiront pas, quoique j'en éprouve déjà du soulagement. Je ne perds donc pas une minute pour vous demander deux bouteilles d'eau réactive et du baume névropathique ; mais l'importance serait pour moi de recevoir cet envoi aussi promptement que possible, pour ne mettre presque point d'intervalle entre ces nouveaux remèdes et ceux que je fais maintenant, de manière à ce que le bénéfice des uns ne soit pas perdu pour les autres. J'ai été obligé de faire une double opération, d'abord sur le dos, comme le porte votre consultation, puis sur la hanche et la cuisse : la hanche se dégage déjà sensiblement...

ARTHUR DE VILLERSVAUDEY.

Monsieur,

J'ai fini mon traitement depuis quelques jours et je m'empresse de vous en rendre compte. J'en éprouve un grand soulagement, sans être radicalement guéri, mais au moins j'entrevois le but où j'espère arriver. J'avais commencé par n'appliquer le remède que sur la colonne dorsale, et j'en obtenais peu de succès ; alors, sur les instances de mon docteur (M. Béchet père), j'ai médicamenté les membres eux-mêmes, c'est-à-dire la cuisse, en suivant le nerf sciatique, et, au bout de quelques jours, j'ai commencé à lever le pied et le genou ; ensuite le bien s'est accru, mais pas jusqu'à marcher librement. Quelquefois, après l'opération médicamenteuse ou après le repos de la nuit, je fais quelques pas sans canne, sans aucun appui ; je ressemble alors à un postillon qui vient d'ôter ses bottes fortes ; je me trouve léger comme un sauteur. Finalement, je m'empresse de le reconnaître, aucun remède ne m'a encore soulagé comme le vôtre ; je suis plus dégagé, j'ai plus d'aisance dans mes mouvemens, mais je ne marche pas encore avec sûreté, et ne peux soutenir la moindre fatigue. Comme je viens seulement de finir mon traitement, et que j'en suis un peu fatigué, il est possible que mes forces augmentent après un peu de repos, il me semble même m'en apercevoir ; je vous en rendrai compte plus tard, car j'aurai vraisemblablement encore recours à vous avant l'hiver : c'est l'avis de mon docteur. Voilà, Monsieur, ce que je peux vous dire sur ma position actuelle ; je crois avoir rempli exactement toutes les exigences du traitement.

Ainsi, Monsieur, je suis fort satisfait de votre traitement, vu surtout l'ancienneté et la gravité de mon mal, qui ne me laissait presque aucun espoir de guérison, et je croirais manquer à la reconnaissance si je négligeais de vous en témoigner ma satisfaction. Agréez-en donc l'assurance ainsi que celle de ma parfaite considération.

ARTHUR DE VILLERSVAUDEY.

Dans une lettre que j'ai reçue tout récemment de M. de Villersvaudey, on remarque les passages suivans :

« Maintenant je m'aperçois plus du bien que m'a fait le remède que dans le moment où on me l'administrait... »

« Voici bientôt les vendanges, qui m'occuperont ainsi que mon opérateur ; mais, vers la fin d'octobre, je compte me régaler encore d'une quinzaine de jours de traitement. En attendant, je continuerai quelques frictions avec le baume névropathique. Je trouve que ces frictions balsamiques entretiennent dans les parties malades une chaleur fort salutaire, et augmentent les forces petit à petit. »

« La température de l'atmosphère influe tellement sur moi, que d'un jour à l'autre je ne me reconnais plus. Alors je continue l'emploi du baume, et comme j'en obtiens un bon effet, j'espère, en persévérant, en venir à un résultat encore plus décidé. »

« Nancy, le 7 septembre 1836. ARTHUR DE VILLERSVAUDEY. »

AFFECTIONS LYMPHATIQUES.

C'est surtout dans les maladies qui ont pour cause une altération des humeurs lymphatiques ou un trouble de leur circulation, qu'il faut mettre une grande régularité et beaucoup de persévérance dans l'emploi de la méthode curative externe. Il en doit être de même pour les affections profondes des viscères. Je pourrais rapporter bon nombre d'exemples à l'appui de ce précepte; mais les nombreux détails que ces observations comportent me mèneraient trop loin; je me bornerai donc à consigner ici quelques faits des plus concluans et qui pourront servir à sanctionner l'immense efficacité de la médication externe; ensuite je donnerai succinctement la relation d'un assez grand nombre de guérisons obtenues dans un temps très court et par une seule, deux ou trois applications au plus des remèdes qui constituent la méthode curative.

La cure que je vais d'abord rapporter est tellement remarquable, elle caractérise si exactement la puissance de ma méthode, elle est appuyée de documens dont l'autorité et l'authenticité sont tellement incontestables, que je dois donner à cette observation tous les développemens dont elle est susceptible; pour établir d'une manière rigoureuse l'état désespéré dans lequel se trouvait la jeune malade qui en est le sujet, et faire apprécier les effets pour ainsi dire miraculeux qui ont été déterminés en raison de la gravité de l'affection lymphatique générale, et des accidens qui la compliquaient, et menaçaient à chaque instant l'existence.

Le dimanche 28 février 1836, on remet chez moi le petit billet suivant :

Monsieur le docteur Comet est prié de venir, demain lundi, voir un enfant malade, rue Bellefond, n° 22, chez Mme Ricard. Il est prié aussi de vouloir bien indiquer l'heure à laquelle il pourra faire sa visite, le résultat de sa consultation devant être expédié pour l'heure de la poste au père de l'enfant, le colonel commandant la place de Calais.

Le lendemain, je me rendis auprès de la malade. Je la trouvai dans la situation la plus déplorable, couchée sur un très-grand lit mécanique destiné à faciliter l'administration des soins qu'il était nécessaire de lui donner, sans l'exposer à un mouvement brusque qui aurait pu devenir pour elle le coup de la mort, en déterminant la luxation des vertèbres cervicales, déjà fortement déviées par la pesanteur de la tête, fléchie sur la poitrine à tel point que le menton reposait sur la clavicule du côté gauche. La débilité était d'ailleurs si grande, que mademoiselle Ricard, pour satisfaire ses besoins excréteurs, n'aurait pu se placer sur un vase; l'ouverture pratiquée au milieu du lit mécanique obviait à cet inconvénient.

Après ce rapide examen, je demandai quelques détails sur la manière dont le mal s'était déclaré et développé, et sur les soins dont la malade avait été l'objet jusqu'alors. Madame Ricard me dit que sa fille était à la maison royale de la Légion-d'Honneur de Saint-Denis lorsque les premiers accidens se manifestèrent; qu'elle fut aussitôt traitée par les médecins distingués attachés à cet établissement; mais les moyens qu'ils conseillèrent ne purent entraver le développement des phénomènes morbides, qui bientôt se montrèrent des plus alarmans. C'est alors que madame Ricard s'étant rendue de Calais, où elle habite ordinairement avec son mari, auprès de sa fille, l'avait retirée de la maison d'éducation pour lui donner elle-même les soins minutieux que son état exigeait. Aussitôt une consultation avait eu lieu entre trois médecins. Voici la teneur de cette consultation :

CONSULTATION DE MM. ANDRAL, LAUGIER ET CARRIER.

Mlle Ricard, âgée de treize ans, d'une constitution lymphatique très prononcée, et chez laquelle, nous le craignons, une disposition scrofuleuse existe déjà, nous a paru affectée d'une *tumeur blanche des vertèbres cervicales*. Le côté gauche des deuxième et troisième vertèbres de cette région nous a semblé principalement atteint. Les parties molles qui les recouvrent sont gonflées, les ligamens qui les unissent offrent aussi de l'engorgement et nous avons lieu de craindre, d'après l'inclinaison latérale du col et la flexion de la tête sur la poitrine, que le corps d'une vertèbre, et peut-être de deux, ne soit ramolli et affaissé (1). Probablement, c'est à la présence de tubercules dans l'épaisseur même de l'os qu'est due la destruction d'une partie de son tissu.

Nous n'avons d'ailleurs observé aucun abcès par congestion. Cependant le pronostic n'en est pas moins grave, et la jeune malade est en proie à la *maladie de Pott*; l'état général exprime d'ailleurs la faiblesse, l'enfant est pâle, amaigrie, le pouls est petit et très fréquent. Il n'y a point néanmoins d'affection de poitrine ou du ventre bien caractérisée actuellement (6 février), quoiqu'on puisse redouter pour l'avenir le développement de tubercules dans l'une et l'autre de ces cavités.

Les moyens utiles aujourd'hui sont :

1° L'application de deux cautères à la potasse sur les côtés de la tumeur blanche du cou;

2° Un régime aussi substantiel que les forces digestives pourront le supporter, et consistant surtout en viandes rôties;

3° Un repos absolu, car les mouvemens répétés pourraient hâter le développement de l'affection des vertèbres, et peut-être détermineraient *une terminaison brusque et fatale*;

4° Il faut choisir une habitation exposée au midi ou au levant, dans un quartier bien aéré.

Paris le 6 février 1836.

Signé ANDRAL, LAUGIER, CARRIER.

On voit, par la date de la consultation ci-dessus, qu'elle fut donnée vingt-trois jours avant qu'on m'ait appelé pour avoir mon avis. Les moyens qu'elle prescrit avaient été mis en usage sans succès; c'est en désespoir de cause qu'on s'adressait à moi. Je refusai d'abord de faire connaître mon opinion avant d'être mis en rapport avec les médecins ordinaires; mais on me sollicita vivement de donner immédiatement mon avis, pour qu'il pût être adressé par le courrier du même jour au père de mademoiselle Ricard, commandant la place de Calais, qui exigeait qu'il lui fût transmis sans délai. Je crus devoir céder à la prière qui

---

(1) Bien que le ramollissement et l'affaissement du tissu osseux vertébral soit indiqué ici sous la forme du doute, il y avait certitude de l'existence de cet état maladif, que l'on voulait seulement déguiser aux parens qui n'en ignoraient pas le danger. (*Note du docteur Comet.*)

m'était faite; j'examinai scrupuleusement la malade, et je rédi-
geai une consultation dont voici un extrait :

Le docteur Comet partage entièrement l'opinion de ses confrères, MM.
Andral, Laugier et Carrier, sur la nature, les causes et le siége de l'affection dont Mlle Ricard est atteinte. Cependant, tout en reconnaissant comme eux la gravité du mal, il ne le croit pas entièrement au-dessus des ressources de l'art, et il insiste, au contraire, pour qu'on recherche, par une
médication rationnelle, mais active et dirigée selon les indications, à modifier la diathèse scrofuleuse, ce qu'il ne lui semble pas possible d'obtenir par
les seuls efforts de la nature et le régime alimentaire.

Il faudra en même temps favoriser graduellement le redressement du
cou, sans pour cela employer des moyens mécaniques d'une action très prononcée ; mais si on abandonne la tête à son propre poids, comme en ce moment, on laissera subsister un grand obstacle à la consolidation des parties
osseuses, actuellement ramollies, comprimées et déviées d'une manière
fâcheuse.

Le médecin ordinaire de la malade jugera de l'opportunité des moyens
tant externes qu'internes qu'il conviendra d'employer ; mais il y a certitude
que, sans le concours des uns et des autres, on se privera des chances de
guérison qui certainement existent.

Ce n'est pas ici le cas d'énumérer les agens thérapeutiques que l'on devra
mettre en usage ; ils devront être choisis parmi ceux dont l'expérience a
constaté les bons effets au fur et à mesure des indications.

Il ne faudrait pas arguer de ce que la guérison peut encore être opérée,
que le cas ne soit pas fort grave, au contraire ; cependant, n'y e–t-il qu'une
chance de succès contre dix, il ne faut rien négliger pour se la rendre favorable par un traitement actif ; il n'y en a pas une à attendre sur cent, en se
confiant aux seules ressources de la nature ou d'une médication simplement
hygiénique.

29 février 1836.   Le docteur COMET.

On peut remarquer que dans cette consultation je me pronon-
çai avec une grande circonspection, remettant à l'appréciation
du médecin ordinaire l'opportunité des moyens à employer, que
je n'indiquais même pas, et dont je faisais seulement pressentir
la nécessité. Cependant mon intervention inattendue parut offen-
ser le médecin ordinaire de la malade, M......, qui refusa de continuer ses soins ; aussi fus-je très étonné de recevoir le 6 mars le
billet suivant :

Mme Ricard prie M. le docteur Comet d'avoir la bonté de venir demain
chez elle pour y voir sa fille, pour laquelle il y vint en consultation ces jours
derniers ; il l'obligera infiniment.

Sans savoir de quoi il s'agissait, je m'empressai de me rendre
à l'invitation qui m'était faite. A mon arrivée, madame Ricard
en pleurs me pria de donner des soins réguliers à sa fille, ne pouvant plus, disait-elle, compter sur un autre médecin que moi ;
telle d'ailleurs était la volonté de son mari, par suite d'une dis-
cussion qu'il avait eue avec le docteur....... Vu l'urgence, à mon
grand déplaisir, je consentis à satisfaire le désir de M. et madame Ricard.

Ma conviction était, et l'événement a justifié mes prévisions,
qu'il y avait nécessité de déterminer, dans la circulation capillaire
générale intra et sous-cutanée, une activité nouvelle qui pût
réagir sur tout l'organisme ; et disposer les tissus à recevoir par

voie d'absorption des agens médicamenteux jouissant de propriétés spéciales.

Les procédés mis en usage furent ceux qui constituent ma méthode curative externe : ils consistèrent dans l'application immédiate, sur la peau des membres et du tronc, de flanelle préparée, pour servir à pratiquer la vaporisation suivie des frictions balsamiques décrites dans l'exposé pratique de cette méthode.

On dirigea la médication autant que possible de chaque côté de la colonne vertébrale, depuis le bas des reins jusqu'au cou. J'explorai à plusieurs reprises cette région, qui était le siége des accidens les plus formidables.

L'un des deux cautères qui avaient été établis sur les parties latérales de la tumeur était entièrement fermé; l'autre ne pouvait plus contenir le pois destiné à l'entretenir; prêt à s'oblitérer, et ne déterminant qu'une démangeaison fort incommode, je l'ai abandonné à lui-même en le faisant panser simplement. Mon intention était de conserver intacte la peau qui recouvrait la région malade. D'ailleurs je regarde comme une erreur de doctrine l'usage où l'on est d'ouvrir des exutoires dans les environs des tumeurs lymphatiques; ces agens y entretiennent un centre de fluxion tout-à-fait contraire au but que l'on se propose.

Si des émonctoires me paraissent utiles, je les fais établir à une assez grande distance de la partie la plus déclive de la tumeur, afin qu'ils agissent comme dérivatifs, et que par événement ils ne puissent pas occasionner une communication directe avec l'intérieur des parties affectées, ce qui serait très préjudiciable au succès, et souvent funeste au malade.

Je régularisai le traitement externe selon les circonstances; celui interne fut subordonné aux indications; pendant quelques jours il consista seulement dans l'administration de quelques cuillerées de sirop de kina préparé et d'un mélange de vin de gentiane et de rhubarbe. L'alimentation fut ordonnée en raison de la disposition générale de la malade et de l'état des voies digestives.

L'ensemble de ces moyens fut mis en usage avec une régularité et une persévérance que la tendresse d'une mère pouvait seule garantir. Enfin, malgré la persistance d'une toux assez-opiniâtre et qui était doublement redoutable, à cause des lésions dont elle pouvait annoncer le développement dans la poitrine, et des secousses qu'elle imprimait à la région cervicale si profondément endommagée, une amélioration sensible se manifesta sous l'influence des moyens activement employés. Cependant la résignation de la malade paraissait à bout, et elle commençait à s'abandonner aux plus tristes pensées; cette disposition d'esprit pouvait arrêter les bons effets de la médication.

J'avais entrepris le traitement le 3 mars; dix jours s'étaient à peine écoulés que mademoiselle Ricard pouvait se remuer facilement; bientôt elle se leva pour laisser faire son lit; ses forces revenaient à vue d'œil, et elle se livrait à quelques tours de promenade dans la chambre. Le lit mécanique, inutile et embarrassant, fut démonté. L'appétit était devenu excellent; les fonctions digestives et excrétoires s'exerçaient sans difficulté. Alors je me crus suffisamment autorisé à hasarder une promesse propre à relever l'espérance de la malheureuse enfant, qui se désolait d'être depuis plusieurs mois éloignée de son père, qu'elle craignait de ne plus revoir : j'annonçai qu'on pouvait se préparer à partir pour Calais. Cette nouvelle excita utilement le moral de la malade et produisit l'effet que j'en attendais, la docilité à mes exigences relatives à la médication externe, dont on se lassait et dont parfois on repoussait le bienfait. Enfin, après vingt-deux jours de traitement, je pus réaliser ma promesse : le 29 mars, mademoiselle Ricard partit en poste pour Calais, placée dans un hamac qui avait été convenablement disposé dans une voiture. La veille j'avais invité M. le docteur Duval, habile médecin orthopédiste des hôpitaux, à examiner l'inclinaison de la tête, qui était encore assez considérable, malgré le soin que j'avais pris de la faire relever constamment à l'aide de petits coussins placés sous le menton, et graduellement augmentés de volume. Il prit la mesure d'une mécanique, qu'il devait au besoin faire confectionner, pour obtenir la plus grande rectitude possible de la tête et du cou ; mais cet instrument n'a pas été jugé nécessaire, et voici les nouvelles que j'ai reçues du père de la malade, le 25 avril, un mois après son départ de Paris :

Calais, le 25 avril 1836.

A monsieur le docteur Comet,

Je suis on ne peut plus reconnaissant, Monsieur, de l'envoi que vous avez eu la bonté de me faire, ainsi que du billet que vous avez daigné y joindre, bien qu'il exprime un reproche de ce que vous n'avez pas encore reçu des nouvelles de notre petite malade ; je n'y ai vu que le tendre intérêt que vous voulez bien lui conserver.

J'avais chargé un de mes amis de Paris de vous donner des nouvelles de notre Élise ; je regrette infiniment qu'il ait oublié mon invitation, qui m'a fait accuser de manque d'égards. Je vais le suppléer et vous rendre compte succinctement du changement opéré dans la santé de cette enfant.

Depuis environ un mois qu'elle est à Calais, on a continué le même traitement, les frictions et une bonne nouriture ; sa tête se replace insensiblement tous les jours ; et comparativement à ce qu'elle était lors de son arrivée ici, il y a un mieux sensible. Son sommeil est parfait ; elle ne se réveille presque jamais, et elle dort généralement dix heures sans la moindre interruption ; ses forces sont aussi très bien revenues, et nous faisons ensemble des visites, dans le milieu de la journée, qui durent plusieurs heures, sans qu'elle rentre fatiguée : au résumé, le bien est général, et tout nous porte à croire que nous parviendrons à une guérison radicale.

Nous vous attribuons la majeure partie de ce mieux ; aussi chantons-nous ournellement vos louanges. Daignez, monsieur le docteur, agréer la sincère expression de toute notre reconnaissance et nous conserver une part dans votre souvenir.

A mon premier voyage à Paris, j'aurai l'honneur de vous voir pour vous exprimer de vive voix, mieux que je ne puis le faire par écrit, combien je me reconnais votre redevable.

J'ai l'honneur, etc.

Le colonel commandant la place de Calais,
RICARD.

J'ai été informé dernièrement par M. Gerbaut, secrétaire-général de l'administration des Messageries royales à Paris, que la santé de mademoiselle Ricard était actuellement très satisfaisante, et que l'appareil destiné à redresser la tête ne serait pas nécessaire. Plus récemment encore, M. Meurdefroy, pharmacien à l'hôpital de Calais, m'a confirmé la persistance des heureux résultats obtenus.

RACHITISME : NOUURE. — DÉFORMATION DE LA TAILLE. — DÉVIATION DE LA COLONNE VERTÉBRALE.

On attribue ordinairement la courbure ou flexion contre nature de la colonne épinière à un vice lymphatique constitutionnel. Cette cause organique est, il est vrai, le plus souvent principale, mais elle n'est jamais unique; il en existe une autre dont l'action toute physique et incessante imprime la direction vicieuse à la colonne vertébrale.

Mon intention n'est pas de disserter sur les causes et la nature des déviations et déformations de la colonne vertébrale, ce ne serait pas ici le lieu; je tiens seulement à justifier, par le raisonnement, une méthode curative de ces affections qui satisfait à toutes les conditions recherchées, sans avoir les inconvéniens des procédés orthopédiques, mal à propos regardés comme omnipotens.

La diathèse lymphatique et scrofuleuse ne doit être considérée que comme une prédisposition particulière aux déviations ou aux déformations de la taille, connues sous la dénomination générique de *rachitisme*; mais la plupart des inclinaisons antérieures et latérales de la colonne vertébrale sont surtout déterminées par l'inégale répartition de la contractilité dans les muscles destinés à mouvoir le tronc sur lui-même. Si les fibres musculaires d'un côté sont dans un état de laxité plus grande que celles du côté opposé, la colonne épinière sera entraînée par les muscles les plus forts dans la direction opposée aux muscles qui manquent de vitalité.

C'est pour contrebalancer à ce défaut d'équilibre dans la contractilité musculaire, qui n'a pas échappé à l'observation des praticiens, que l'on a conseillé, pour remédier aux déviations commençantes de la colonne vertébrale, l'emploi de la gymnastique; mais ce moyen ne pouvait avoir aucune action utile, au contraire.

La gymnastique n'a pour effet que de développer la force des organes qui sont dans un état de santé parfaite ou dans des conditions favorables à leur exercice. Elle est très préjudiciable lorsqu'on l'impose à des organes naturellement faibles ou qui ne reçoivent pas les élémens de réparation nécessaires au développement des forces qu'on cherche à y appeler.

Et lors même que les muscles ne seraient pas dans des circonstances contraires à leur exercice, il faudrait encore que la gymnastique fût seulement appliquée aux muscles faibles; car si l'accroissement de la contractilité est égal dans les muscles forts et dans les muscles faibles, ils se trouveront toujours dans le même rapport, et l'on ne remédiera aucunement à la cause déterminante de la déviation.

Quand il convient d'agir sur les membres, certes on peut exercer le plus faible en condamnant le plus fort au repos; mais au *torse* il n'y a pas moyen de se conduire ainsi : bien que les muscles y soient doubles ou symétriques, on ne peut les exercer séparément ; en général ils sont destinés à fonctionner de concert, et par la gymnastique on ne peut arriver à un résultat satisfaisant, cela est évident.

L'emploi des machines orthopédiques offre, dans la plupart des cas, des inconvéniens trop réels et bien connus ; ces machines n'ont d'ailleurs aucune action sur les propriétés vitales, et ne peuvent être considérées comme des moyens proprement curatifs.

De ces courtes observations il faut tirer tout de suite cette conséquence, que l'on ne peut obtenir une modification favorable de la contractilité du tissu des muscles que par une action directe sur ces organes.

Je vais maintenant démontrer que la vaporisation et les frictions, qui constituent la méthode curative externe, remplissent toutes les conditions de succès requises pour combattre les déviations et déformations de la colonne épinière, 1° en neutralisant la cause organique (l'altération lymphatique); 2° en écartant la cause physique (la contractilité inégale des muscles) sans aucun secours mécanique ; 3° enfin, en favorisant les efforts salutaires de la nature, si puissans pendant la période de croissance des corps organisés vivans.

Il devrait suffire, pour établir l'heureuse efficacité de la médication externe dans les affections qui entravent le développement régulier de la colonne vertébrale, de rappeler l'observation de la guérison de mademoiselle Ricard (voyez plus haut) ; cependant je vais successivement rapporter quelques faits d'affections ayant pour cause principale une prédisposition lymphatique et une faiblesse concomittante du tissu musculaire.

Quand même la vaporisation et les frictions qui constituent la méthode curative externe n'auraient point de propriétés thérapeutiques spéciales contre les altérations lymphatiques ou scrofuleuses, ce qui au contraire est très positif, l'action combinée de ces agens physiques serait encore éminemment utile. Des moyens analogues sont tous les jours employés par les praticiens, en vue d'activer la circulation capillaire et d'exalter la tonicité fibrillaire ; il faut reconnaître que, sous ce rapport, rien ne peut être mis en parallèle avec la vaporisation et les frictions pratiquées de la manière qui a été indiquée dans l'Exposé de la méthode. Mais la médication externe jouit encore d'une vertu éminente pour rendre aux fluides blancs les propriétés que la maladie leur a fait perdre. La promptitude des résultats obtenus dans les affections lymphatiques les plus graves confirme cette assertion.

Les enfans dont la peau est lisse, fine et blanche, qui ont les yeux bleus, les cheveux blonds, ont ordinairement une croissance assez difficile due à la prédominence du système lymphatique et nerveux. Chez la plupart de ceux que j'ai rencontrés dans ces dispositions peu favorables, j'ai toujours prescrit avec le plus grand avantage l'emploi de la vaporisation et des frictions balsa-

miques. Sur quatre enfans de la même famille, j'ai fait disparaître
naguère, dans l'espace de quelques semaines, un cortége d'accidens scrofuleux qui affligeaient vivement leurs parens.

— Le fils de M. le prince de Schonbürg, âgé de onze à douze
ans, avait été, pendant quelque temps, confié aux soins d'un médecin orthopédiste, pour remédier à une faiblesse réelle de la
colonne épinière, au bas de laquelle on remarquait une légère
gibbosité et une déviation dont on avait beaucoup exagéré la gravité, puisqu'on avait prophétisé la formation d'un dépôt par congestion dans l'aine. Néanmoins, comme le médecin orthopédiste
se bornait à livrer le malade à des exercices gymnastiques qui
parurent, avec raison, peu en rapport avec le but que l'on se
proposait, on retira le jeune prince de ses mains, et on s'adressa
à un autre médecin orthopédiste qui se borna à prescrire l'emploi
d'une ceinture propre à maintenir le torse. A cette époque, je fus
consulté par M. le prince de Schonburg; j'examinai avec soin les
accidens qui existaient dans la région vertébrale, et je m'empressai de rassurer sa tendresse paternelle contre les craintes qu'elle
exprimait sur la nature du mal. Je me bornai à conseiller l'emploi de ma méthode curative externe, et je pratiquai moi-même
la vaporisation et quelques frictions qui furent immédiatement
suivies d'un accroissement notable des forces, dont le jeune prince
manifesta le sentiment dès la première opération. J'engageai à
continuer régulièrement chaque jour les mêmes moyens et à persévérer dans leur emploi, ce qui a eu lieu. J'ai revu plusieurs fois
le jeune prince et j'ai eu la satisfaction de reconnaître l'exactitude
de mon diagnostic. Il ne s'est manifesté aucun des accidens fâcheux qui avaient été annoncés, et j'ai la certitude que le développement des organes se fera sans encombre sous l'influence de
la thérapeutique dont j'ai conseillé l'usage habituel comme précaution hygiénique.

SCROFULES. — TUBERCULES VISCÉRAUX. — ENGORGEMÈNS GLANDULEUX. — CARREAU CHEZ LES ENFANS.

Parmi les affections qui résultent d'une altération des fluides
lymphatiques, et contre lesquelles l'emploi prolongé de la méthode curative externe serait d'une grande efficacité, il faut men-
tionner les tumeurs blanches, les dégénérescences tuberculeuses
ou scrofuleuses, et les engorgemens des glandes du sein, du cou,
des aisselles, de l'aine et du mésentère (carreau chez les enfans);
cependant, comme dans ces maladies il faut indispensablement
un traitement interne, pour modifier la diathèse générale, je ne
voudrais pas attribuer à la médication externe d'autre mérite que
celui d'être un auxiliaire très puissant. L'observation établira
sans doute bientôt qu'elle peut jouer le principal rôle dans la
thérapeutique de ces graves affections; mais, pour le moment,
l'expérience n'autorise pas suffisamment à la préférer exclusivement aux médications internes. Quoi qu'il en soit, je vais citer des
faits très remarquables et fort bien décrits, extraits de la corres-

pondance d'une tendre mère, sœur d'un habile médecin de la province, et à laquelle les connaissances physiologiques et même pathologiques ne sont pas étrangères, comme on pourra le voir. Bien que cette observation ne soit pas l'expression d'un succès probant, comme le résultat obtenu sur mademoiselle Ricard (*voy. p.* 22 *et suiv.*), elle peut néanmoins beaucoup servir à faire apprécier l'influence qu'a eue dans une affection scrofuleuse des plus graves la médication externe, et l'avantage qu'on devrait en retirer dans le traitement des maladies de même nature, mais moins profondes et surtout moins avancées vers une terminaison devenue en quelque sorte nécessairement funeste.

Noyant, près Moulins (Allier), le 29 mai 1836.
A monsieur le docteur Comet.

Je regretterai toujours de n'avoir retiré de l'avantage que j'ai eu d'entendre souvent et beaucoup parler médecine, que ceux bien tristes de connaître une nombreuse partie des maux qui affligent notre pauvre espèce, et d'en déduire matière à m'alarmer au moindre symptôme que je crois remarquer, des uns ou des autres, chez les êtres que je chéris, sans pouvoir puiser dans mes trop imparfaites et funestes connaissances, le remède curatif, ou seulement le moyen de diminuer des maux que j'endure mille fois en les leur voyant souffrir.

Telle est depuis long-temps la position où me reduit l'état continuellement maladif de ma seconde fille, âgée de 14 ans.

Cette enfant que j'ai allaitée pendant deux ans, était née faible et grêle ; mais, grace à des soins de mère, elle était bien portante, *lorqu'il y a environ huit ans* elle fut prise, à l'automne, d'une fièvre qui ne fut pas d'abord bien réglée, mais devint tierce et résista à l'usage de la quinine. Il y eut bien à différentes reprises quelques alternatives de mieux, mais au bout de quelque temps la fièvre reparaissait et fut suivie d'obstructions et de l'engorgement des glandes, du mésentère et des vaisseaux lymphatiques.

Divers traitemens ont été successivement employés, mais n'ont produit aucuns bons résultats. En ce moment, ma fille est en proie à une fièvre lente ; la plupart des glandes dont elle avait le cou bordé, ainsi que d'un collier, ont abcédé ; d'autres sont toujours roulantes, mais auront probablement le même sort. Ce qui m'inquiète plus encore, c'est l'enflure de la jambe et de la cuisse gauches, la bouffissure excessive du visage, et l'amaigrissement des parties qui ne sont pas infiltrées d'eau.

C'est sur cet état de choses que je désirerais appeler l'attention d'un médecin qui, plus que ceux de notre province, s'occupe de la maladie que je viens d'essayer de décrire.

Cette note fut suivie de renseignemens détaillés d'après le modèle des feuilles d'interrogations que j'emploie dans mes consultations ; ils me firent prévoir une terminaison fatale ; cependant je proposai d'essayer encore une médication active, particulièrement par l'emploi des moyens qui constituent ma méthode curative externe. Les indications à remplir étaient à peu près les mêmes que celles qui firent la base du traitement de mademoiselle Ricard, si heureusement rendue à la vie (*voy. plus haut*) ; mais l'altération constitutionnelle était plus ancienne, plus profonde, et les ravages qu'elle avait portés dans toutes les parties de l'économie étaient au-dessus des ressources de l'art.

Cependant trois semaines ne s'étaient pas encore écoulées depuis que le traitement que j'avais prescrit était commencé, que je reçus la lettre suivante :

Noyant, le 28 juin 1836.

Monsieur le docteur,

Le premier jour les frictions, quoique faites pendant trois quarts d'heure sur la colonne vertébrale, et trois quarts d'heure sur le ventre, n'ont pas pu colorer la peau, tant elle était inerte, mais elles ont procuré à la malade une chaleur douce et inaccoutumée, et même un sommeil réparateur de deux heures, après l'opération. Ce sommeil a été accompagné d'une abondante transpiration ; cependant, ma fille, apparemment fatiguée par les frictions, a été plus faible et plus souffrante que de coutume le reste de la journée et notamment vers le soir, moment où la fièvre, dont elle est débarrassée maintenant les trois quarts du jour, reprend un peu. Néanmoins, malgré l'insuccès du premier essai, nous ne nous sommes découragées ni l'une ni l'autre, et tous les matins nous avons effectué les frictions aussi ponctuellement que la première fois. Aujourd'hui j'en ai prolongé la durée d'une demi-heure de plus, c'est à dire que j'y ai employé deux heures, et je me suis en outre décidée, malgré la fatigue qui pouvait en résulter pour ma fille, à frictionner aussi la cuisse et la jambe gauches toujours très enflées. Je continuerai ainsi, Monsieur, jusqu'à nouvel ordre de votre part. Je n'ai point interrompu le traitement interne, il est rigoureusement borné à la boisson de bouillon gras dégraissé, sans sel ni légumes, édulcoré avec le sirop de quinquina, et aux vins de quinquina, de rhubarbe et gentiane mélangés, administrés par cuillerée de trois en trois heures.

J'ai dû, pour suivre une marche aussi méthodique et rationnelle que je le puis, vous exposer d'abord Monsieur le docteur, la manière dont j'exécute vos prescriptions ; cela me conduit naturellement à vous entretenir du changement que tout le monde s'accorde ici à reconnaître en ma petite malade et que mieux que personne je puis apprécier, moi, qui en juge *dans le secret de l'application des remèdes.*

C'est ainsi que je puis vous dire que la colonne vertébrale est maintenant dégagée jusqu'à la région des lombes, qui demeure infiltrée ; l'enflure la couvrait presque entièrement. La peau a repris de la sensibilté, ce que je connais à la sensation que cause à la malade la chaleur des boules, qui ne sont pourtant chauffées que conformément à l'ordonnance, et pas davantage que le premier jour où elle en trouvait la chaleur douce et bienfaisante. Je remarque aussi que la peau qui, sur les reins, était d'un blanc mat, commence à prendre une légère teinte marbrée, comme celle de la chair des petits enfans ; quelques très petits boutons se montrent entre les épaules et jusqu'à la nuque, mais ils ne me semblent pas assez irrités ni en assez grand nombre pour faire redouter l'érosion.

Un changement non moins sensible se laisse apercevoir à l'aspect de l'abdomen, devenu très mou dans toutes ses parties ; les hypocondres sont moins engorgés, l'état œdémateux des grandes lèvres a presque cédé ; la cuisse et la jambe gauches ainsi que les pieds restent très enflés.

Ainsi que je vous l'ai dit, la fièvre prend maintenant ma petite malade seulement le soir ; mais un mal qui persiste davantage, c'est la douleur de tête qui est toujours aussi intense, quoique la figure et les yeux soient bien moins bouffis, ce qui me semblerait indiquer que les vaporisations produisent de l'effet sur toute l'économie.

Je désirerais, monsieur le docteur, que vous trouvassiez dans ce compte rendu de l'état de ma fille autant de clarté, de précision que je me plais à en reconnaître dans votre correspondance. Je désirerais surtout que l'obligation où je me trouve d'employer dans mes lettres des expressions techniques, ne me donnât pas à vos yeux le ridicule de la pédanterie, si éloigné de mon caractère, mais que ma tendresse pour ma fille me fait encourir et braver.

Agréez, monsieur le docteur, etc.

Femme PELISSON, née LECOINTRE.

N. B. M. Pelisson est propriétaire du château de Noyant et maire de cette commune.

Noyant, le 7 juillet 1836.

Monsieur le docteur,

Les détails que j'ai à vous donner sur notre petite malade ne sont pas aussi satisfaisans aujourd'hui que ceux que vous portait ma dernière lettre du 28 juin. Privée pendant deux jours d'eau réactive, j'ai eu le chagrin de cesser les vaporisations durant ce temps, et l'enflure alors a recommencé à envahir tout ce qu'elle avait occupé de la colonne vertébrale. Le ventre seul n'a point subi cette fâcheuse influence de la privation des frictions, mais le retour de l'enflure sur la partie qui en avait été délivrée comme par miracle m'a sensiblement affectée, et j'ai eu peine à le cacher à ma pauvre Stéphanie. Au reste la fièvre n'a point augmenté, on dirait même qu'il n'y en a plus guère que d'un jour l'autre. Le mal de tête diminuait déjà le jour où j'ai reçu votre lettre, et sans doute, maintenant qu'il a presque disparu, n'existerait-il plus du tout sans l'extrême engorgement des glandes du cou, dont une notamment, très grosse, offre un point rouge mais encore sans fluctation, quoiqu'elle procure beaucoup d'élancemens à la *patiente*. Le dessous du menton est engorgé ; aussi les joues sont-elles redevenues bouffies, et les paupières supérieures sont tellement infiltrées, que chacune représente une gousse de baguenaudier ; je ne puis mieux les comparer.

Malgré tant de souffrances, endurées avec autant de courage que de douceur, l'état moral de la bien aimée s'améliore visiblement : à l'apathie qui avait fait d'une enfant sémillante et gaie une véritable chrysalide, a succédé un léger retour à la gaîté, un désir de lire et de s'occuper qu'elle n'avait pas encore témoigné depuis plusieurs mois. Aujourd'hui même, malgré l'enflure des reins, de la jambe et de la cuisse gauche, elle marche avec plaisir, et il faut que je le lui défende pour l'empêcher de se promener.

Vendredi, 8 juillet.

Interrompue en cet endroit, je ne puis qu'aujourd'hui, Monsieur, me remettre à ma lettre commencée. Je ne suis pas fâchée d'ailleurs que son départ ait été retardé ; car hier j'étais bien tristement impressionnée, et ce matin l'inspection des parties infiltrées me remet au cœur un peu plus de tranquilité. En effet, il y a une diminution sensible, tout le corps est très bien, eu égard à ce qu'il était hier. Il n'y a que la figure qui ait conservé son enflure, si disgracieuse surtout en cette partie. (Ne serait-il donc pas possible d'employer les frictions pour la rendre à son état normal ?) Les paupières supérieures sont toujours œdémateuses au dernier point. La glande située au côté gauche du cou, immédiatement au-dessous du lobule de l'oreille, a encore augmenté de grosseur. Le foyer d'irritation s'agrandit, il présente aujourd'hui l'étendue d'une pièce d'un franc. Les élancemens sont plus fréquens et plus poignans, et une surdité de l'oreille gauche est venue apporter une nouvelle incommodité à ma pauvre infirme.

J'avais dans ma précédente oublié de vous parler du régime alimentaire de ma fille ; je vais réparer cette omission.

L'appétit revient véritablement, et l'augmentation de nourriture n'a produit aucun fâcheux résultat, ce qui témoignerait de l'accroissement des forces digestives. La petite malade préfère à tous autres alimens la soupe grasse, le poulet, le pigeon, le veau. C'est là à peu près, avec quelques biscuits, son unique nourriture. Du reste, les digestions se font bien, et les selles, quoique ramollies, sont régulières et quotidiennes. Le sommeil est bon.

Pardon, mille pardons, Monsieur, de vous entretenir de ces choses, mais peut-être ces indications ne sont-elles pas inutiles.

Agréez, etc.

Femme PELISSON née LECOINTRE.

Le 27 juillet, je reçois une lettre dans laquelle madame Pelisson fait preuve d'un rare esprit d'observation ; les faits qu'elle relate donnent de précieux renseignemens sur les effets puissans de la méthode curative externe ; toutefois le désir seul autorise à espérer un succès. Il est trop tard : l'économie est profondément vulnérée ; la réaction vitale est impossible dans les viscères intimement désorganisés. Voyons cependant les résultats extraordinaires que l'art de guérir, luttant avec énergie contre des causes multipliées de destruction, fait surgir encore chez un être si débile : la mort semble ne pas oser frapper à fond sa victime en présence du médecin, qui sans cesse repousse ses coups et favorise jusqu'au dernier moment le développement des phénomènes vitaux.

Noyant, le 27 juillet.

Depuis ma dernière lettre, nous avons eu, Monsieur, bien des alternatives de mal et de mieux ; grace aux vaporisations d'eau réactive et de baume, faites, on peut le dire, de la tête aux pieds et très longuement (cinq heures) ; j'ai obtenu le dégonflement presque entier des yeux, des joues ; le cou et la grosse glande ont aussi beaucoup diminué ; cette dernière surtout de manière à me faire espérer sa résolutiton. Les reins sont presque dans leur état naturel, l'enflure n'occupe pas plus de deux vertèbres des lombes. Le ventre est moins bien, il m'a semblé hier et aujourd'hui un peu tendu. Les cuisses sont beaucoup moins enflées ; les genoux sont très bien ainsi que les jambes ; le dessus des pieds reste seul fort œdémateux, principalement le soir. Plus du tout de mal de gorge, presque pas de mal de tête, toujours un peu de surdité. Du reste, même force morale, toujours l'esprit vif, l'humeur douce et égale et le courage soutenu par l'espérance.

Je vais encore vous soumettre, Monsieur, quelques observations. Je n'ose presque pas vous dire, dans la crainte que vous ne me croyiez pas, que depuis les vaporisations balsamiques, j'évalue que notre malade a grandi d'un demi pouce. J'ai remarqué aussi que ses sourcils, qui n'étaient naturellement qu'à peine tracés, se fournissent ; enfin, dans ce moment elle souffre par suite de la venue des deux dernières dents molaires qui percent... Il se fait donc un travail !

Stéphanie a conçu l'espoir d'aller à Paris. Je lui ai promis de l'y conduire très certainement si sa position s'améliore, dans la dernière quinzaine d'août.

Dans une lettre, en date du château de Noyant, le 11 août, madame Pelisson me marque que, cédant au vif désir qu'éprouve sa fille de faire un voyage qu'elle regarde comme un pélerinage à Épidaure, elle s'occupait sérieusement des préparatifs..... Décevante espérance ! inutiles efforts de la nature, de l'amour maternel et de l'art ! vains projets ! l'intéressante Stéphanie va bientôt succomber.

PUBISALGIE. — SACRO-COXALGIE. — COXALGIE, etc.

Les douleurs vives qui se manifestent spontanément, sans causes vulnérantes extérieures, telles que chute, coups, efforts dans les articulations des os du bassin et des membres, sont en général produites par un trouble de la circulation lymphatique ; c'est pour cela que ces affections sont toujours fort rebelles au traitement qu'on leur oppose. Les altérations articulaires des os du bassin sont aussi plus fréquentes chez les enfans d'une constitution délicate et chez les femmes parmi lesquelles prédomine le tempérament lymphatique, que chez les hommes; cependant ces derniers ne sont pas à l'abri de ces lésions, comme on en verra un exemple ci-après.

C'est surtout pendant la grossesse et à la suite des couches que les femmes sont plus particulièrement atteintes de ces douleurs que j'ai désignées, au titre de ce chapitre, sous la dénomination de *sacro-coxalgie*, de *pubisalgie*. Au moment de la gestation, les articulations des os du bassin entre eux sont abreuvées de fluides blancs, destinés à amollir les ligamens inter-articulaires, symphistiques ou d'union extérieure, afin que la mobilité et l'écartement des os soient favorisés pendant l'accouchement; cette surabondance des fluides blancs a été reconnue par tous les observateurs, et considérée comme une action prévoyante de la nature qui néanmoins laissait souvent après sa manifestation les germes d'accidens fort graves. On ne peut donc nier le rôle que joue la circulation lymphatique dans les affections articulaires en général, et c'est à dessein d'en bien signaler l'influence que j'ai insisté ici en rappelant des faits naturels admis par tous les anatomistes et les praticiens, et dont l'identité avec les causes apparentes des lésions articulaires dites rhumatismales est frappante.

Cependant, comme aucun médecin ne s'est avisé jusqu'à présent de traiter le relâchement lymphatique articulaire comme résultant d'une inflammation, je m'étonne qu'on ait pu si long-temps, et moi comme les autres, pendant plus de quinze ans, traiter par les émissions sanguines et les antiphlogistiques des affections qu'à la même époque, et sur d'autres sujets, on combattait par les toniques généraux et locaux, et surtout par les excitans spéciaux de la circulation capillaire.

Madame N., (1) habitant le département de la Dordogne, âgée de vingt-six ans, d'une constitution lymphatique sans être délicate, n'avait jamais été exposée à des causes qui engendrent les affections rhumatismales et n'en avait jamais été atteinte, lorsqu'il y a six ans, elle ressentit dès les premiers mois de sa première grossesse, et surtout le matin en se levant, une extrême difficulté à mouvoir les cuisses sur le bassin, et réciproquement le bassin sur les cuisses. Elle éprouvait une grande gêne pour se mettre sur son séant, et lorsqu'elle était debout, elle ne pouvait que fort péniblement se livrer à la marche; il lui semblait, disait-elle, que ses os étaient disloqués. Cependant les forces générales étaient bonnes; il n'existait pas, à proprement parler, de douleurs. Cet état dura jusqu'à l'accouchement, qui eut lieu très facilement, et dont les suites n'offrirent rien de remarquable. Les

(1) Dans certaines circonstances, je me trouve dans la nécessité de m'abstenir de citer les noms propres.

accidens qui s'étaient montrés pendant la grossesse persistèrent pendant un couple de mois, et ne disparurent que graduellement. Cependant madame N. recouvra toute la liberté des mouvemens. Les phénomènes qui s'étaient manifestés résultaient très certainement du ramollissement et de la dilatation des ligamens articulaires des os du bassin, par une surabondance de fluides blancs appelés dans ces parties, mais on ne pouvait considérer ces phénomènes comme morbides, et on ne les traita pas comme tels.

Trois ans plus tard, madame N. redevint enceinte, et les accidens qu'elle avait éprouvés dans sa première grossesse reparurent; elle s'en inquiéta peu et attendait de sa délivrance le terme de ses incommodités. Les couches furent satisfaisantes sous tous les rapports, et l'on croyait qu'après un ou deux mois de convalescence tout rentrerait dans l'ordre comme la première fois : mais cette espérance fut déçue, et non seulement il y avait difficulté dans les mouvemens, mais la station verticale et la progression étaient devenues extrêmement douloureuses; la malade devait rester continuellement étendue dans son lit ou sur une chaise longue. On ne pouvait compter sur les seuls efforts de la nature pour rétablir les choses dans leur état normal, car on voyait successivement la prédominance lymphatique s'étendre d'abord à toutes les grandes articulations des membres inférieurs, aux genoux, puis aux pieds, enfin aux jointures des orteils. Heureusement les membres supérieurs ne furent pas envahis. Les médecins consultés, déclarèrent unanimement que l'affection était rhumatismale, et la traitèrent par les applications de sangsues, le régime, les émolliens et les opiacés. Les accidens apparens restèrent stationnaires; mais la douleur s'exaspéra et se manifesta même pendant le repos le plus complet. Madame N. resta dans cette affligeante position pendant plus de deux ans, ne trouvant qu'un soulagement bien faible ou passager dans les nombreux remèdes qu'on mit successivement en usage; enfin on lui parla de ma méthode curative, et elle me fit consulter. Je ne balançai pas à signaler les désordres articulaires comme éminemment lymphatiques et à les traiter comme tels. Au bout de huit jours, il n'existait plus de douleurs; après trois semaines, les engorgemens articulaires avaient disparu aux orteils, aux pieds et aux genoux. La malade pouvait se promener dans sa chambre, soutenue par le bras; il n'y avait plus à combattre la turgescence lymphatique que dans les articulations profondes du bassin, ce qui demanda encore quelque temps; mais enfin, en moins de quatre mois, madame N. a recouvré une santé parfaite et se livre librement, tous les jours, non seulement à des occupations de ménage, mais à des exercices particuliers, dont je lui ai recommandé l'emploi, pour faire reprendre aux articulations toute leur souplesse et leur mobilité naturelles.

M. Rubis, demeurant à Paris, rue des Deux-Ecus, n° 31, était depuis long-temps dans l'impossibilité de se livrer à ses occupations habituelles, et même retenu au lit par des douleurs extrêmement aiguës qui avaient leur siége dans la profondeur des articulations des os des deux cuisses avec le bassin de chaque côté. Le moindre mouvement d'écartement, de rapprochement ou de circumduction des membres inférieurs faisait jeter les hauts cris au malade, qui pouvait encore moins se tenir debout ou se livrer à la marche : un simple roulement du corps dans le lit déterminait des souffrances très-vives. L'articulation du genou gauche était aussi entreprise, mais à un moindre degré. M. Rubis ne pouvait s'expliquer le développement des accidens auxquels il était en butte ; il jouissait habituellement d'une bonne santé, et son mal, disait-il, lui était venu sans cause occasionnelle ou déterminante. Il avait été saigné copieusement, et les douleurs s'étaient accrues ; un traitement fort actif, auquel il fut soumis, parut plus contraire que favorable.

C'est alors qu'il m'adressa une de ses parentes pour me demander un avis. Je ne dissimulai pas les suites graves que l'on pouvait craindre de la persistance d'une pareille affection qui avait pour principe générateur un trouble de la circulation lymphatique. Sans promettre la guérison, je la faisais entrevoir prompte et durable par l'emploi de ma méthode curative externe. Le malade ne balança pas à en réclamer le secours, et je lui en fis une application sur les articulations coxo-fémorales qui, vu l'étendue et la profondeur des régions affectées, dura plus de deux heures. Je ne pus pas, ce jour-là, m'occuper du genou gauche, qui, comme je l'ai dit, paraissait entrepris à un moindre degré. Eh bien ! chose incroyable, le lendemain matin M. Rubis, qui depuis plusieurs semaines n'avait pu sortir de sa chambre, eut l'imprudence de se rendre chez moi à pied, marchant toutefois très-difficilement, appuyé sur un bâton, mais ne se plaignant plus que du genou, et réclamant mon intervention pour lui en rendre l'usage comme il avait recouvré celui des cuisses, que, suivant son expression, il pourrait actuellement passer par-dessus sa tête.

M. Rubis voulut, malgré mes observations, s'en retourner comme il était venu, et cependant il avait plusieurs étages à monter pour arriver à son logement ; mais il n'en résulta aucun inconvénient. Dans l'après-midi, je pratiquai la vaporisation et les frictions sur le genou malade, pendant environ trois quarts d'heure. M. Rubis vint encore me voir le lendemain matin, se glorifiant d'avoir pu faire la route seul et sans l'appui de sa canne ; sa guérison était complète.

Cette cure est vraiment phénoménale ; je l'ai obtenue aussi subitement, parce que, ne comptant que sur un succès assez éloigné, et redoutant la persistance et la gravité des accidens existans, je les combattis par une application très vive, non interrompue et prolongée de la vaporisation, et j'ai fait en une seule fois ce que l'on n'acquiert ordinairement qu'en trois, quatre ou cinq applications. La bonne volonté du malade m'a beaucoup aidé, et quoique la vaporisation ne doive pas ordinairement être portée jusqu'à produire une impression douloureuse à la peau, M. Rubis insistait tellement pour que je ne le ménageasse pas, que j'ai usé de sa permission, mais à sa très-grande satisfaction.

Depuis lors je n'ai plus entendu parler de M. Rubis que par

plusieurs malades qu'il m'a adressés. Un entre autres, le sieur Auguste, commissionnaire aux messageries Lafitte et Caillard, était depuis quelque temps dans l'impossibilité de se livrer à son travail habituel, par suite d'affaiblissement et de douleurs insupportables dans les genoux, les jambes et les pieds. Après deux applications faites à vingt-quatre heures de distance, le sieur Auguste a été complètement guéri (1).

Charles Contenot, âgé de quatorze ans, jouissant d'une bonne santé, mais d'un tempérament éminemment lymphatique, quoique robuste, fut mis en apprentissage dans la maison de commerce en merceries de M. Ducatelle, rue Saint-Denis. Comme d'usage, les principales occupations d'un apprenti consistent en courses multipliées, et la plupart du temps, lorsqu'il ne marche pas, il est obligé de donner des soins au magasin, qui l'astreignent à se tenir continuellement debout. Aussi Contenot, qui sortait de chez ses parens où il avait toutes les commodités que procure l'aisance, fut-il très-promptement affecté de lassitudes dans les jambes, mais particulièrement dans les articulations des os des pieds, qui furent suivis d'engorgemens lymphatiques et de douleurs tellement vives et continues, que ce jeune homme ne se livrait que très péniblement à la marche, qu'il ne pouvait prolonger sans éprouver de vives souffrances. La fatigue n'était que la cause occasionnelle de l'affection articulaire, et le repos eût été un remède très-promptement efficace, si le malade n'avait pas été éminemment prédisposé aux engorgemens lymphatiques; aussi l'affection dont il était atteint prit-elle promptement ce caractère, et résista opiniâtrement aux moyens qui lui furent opposés. Alors les parens du jeune Contenot s'adressèrent à moi; je le soumis immédiatement au traitement curatif externe, qu'il continua lui-même pendant quelques jours, au bout desquels il fut si complètement guéri, que les accidens ne se sont jamais montrés depuis.

SCIATIQUE. — RHUMATISME NERVEUX DES MEMBRES INFÉRIEURS. — GOUTTE SCIATIQUE. — NÉVRALGIE FÉMORO-POPLITÉE.

Toutes ces expressions différentes servent à dénommer une même affection caractérisée par une douleur plus ou moins vive s'étendant de la partie postérieure et inférieure de la hanche, s'irradiant le long de la partie externe de la cuisse, et se prolongeant souvent le long de la jambe jusqu'à la plante du pied.

(1) Le hasard m'a fait rencontrer ces jours derniers M. Rubis, qui depuis deux ans n'a éprouvé aucun ressentiment de la grave affection dont il a été si heureusement guéri.

Les accidens éprouvés par les personnes atteintes de cette affection varient beaucoup : quelques-unes ne souffrent que lorsqu'elles se tiennent debout ou se livrent à la marche; couchées ou même assises, elles ne ressentent aucune douleur. D'autres souffrent beaucoup plus au lit que lorsqu'elles prennent de l'exercice ; mais cela est rare. On a signalé un grand nombre de causes auxquelles il faudrait attribuer la manifestation de la sciatique et de toutes les affections de même nature, dites nerveuses, rhumatismales, goutteuses, etc.; mais il n'en est aucune de spécifique. Je m'abstiendrai de les énumérer, parce que je ne crois pas à leur réalité, et que, si l'expérience ne me trompe pas, je ne vois dans ces maladies qui se manifestent sur des sujets dans des conditions tout-à-fait opposées, chez les jeunes comme chez ceux avancés en âge, aussi bien sur des individus jouissant de toutes les commodités de la vie, que sur ceux exposés à la fatigue et aux intempéries des saisons, ou exerçant des professions pénibles et malsaines; je ne vois, dis-je, primitivement, qu'un trouble de la circulation des fluides nerveux et lymphatiques dans les organes affectés, et consécutivement des altérations plus profondes résultant 1° d'une disposition organique particulière; 2° de l'obstacle permanent apporté à la répartition de l'action nerveuse, d'où l'exaltation ou la perversion de la sensibilité. Je m'arrête, je ne veux pas développer ici cette donnée anatomicophysiologique; je me bornerai seulement à rappeler ce que j'ai bien fait remarquer dans l'exposé de ma méthode, que toutes mes opinions théoriques ne tendent qu'à l'explication d'une pratique heureuse, et ne sont point du tout établies pour justifier cette dernière, qui n'a pas besoin de justification, puisqu'elle guérit ou soulage dans le plus grand nombre de cas où les traitemens les plus rationnels avaient échoué.

Paris, 21 janvier 1836.

Mon cher docteur,

Le rhumatisme se fixe dans ma famille : mon beau-frère en est pris d'une manière atroce. On l'a déchiré avec des ventouses : on lui a fait tout ce que la médecine fait d'ordinaire en pareille circonstance. Il s'impatiente de ne pas guérir. Il a entendu raconter par ma sœur que vous aviez je ne sais quel moyen de faire passer promptement le genre de douleur dont il souffre. Il me fait prier de vous demander d'aller le voir demain matin vendredi, de neuf à dix heures, si vous le pouvez. Sauf le respect que je vous dois, je ne fais ici que m'acquitter de ma commission; je ne crois pas encore au spécifique contre le rhumatisme comme je crois au *Diachirismos*. Je me flatte d'être assez fort en médecine pour soutenir qu'on peut enlever, ou du moins soulager une douleur locale; mais détruire une affection dont la cause est intérieure et le principe inconnu, *je vous en défie;* c'est fier : convertissez-moi si vous pouvez.

En attendant, je vous salue affectueusement.

Signé AL. GRUN,
Avocat, rue de Condé, n. 14.

P. S. Mon beau-frère, M. Goguel, demeure rue Hillerin-Bertin, n. 10, faubourg Saint-Germain, à l'Ecole des ponts et chaussées.

Je me disposais à me rendre à cette invitation, lorsque je fus averti de ne pas encore me déranger ; M. le docteur Guyétant, membre de l'Académie royale de médecine, qui, depuis long-temps, donnait au malade des soins aussi assidus qu'éclairés, et l'avait soumis à un traitement énergique, venait de prescrire une médication complémentaire assez active : on voulait en apprécier l'effet avant de mettre ma méthode en usage. Mais les résultats ne répondirent pas à l'espérance que l'on avait conçue ; il fut dé-finitivement arrêté qu'*on essaierait* mon procédé curatif, et à dix jours de date de la lettre ci-dessus, je reçus le billet sui-vant :

Paris, le 31 janvier 1836.

Monsieur,

Ce maudit rhumatisme ne s'en va pas ; je suis cependant bien pressé de me guérir, puisque je dois me mettre en route le 6 ou le 7 février.

Si vous pensez que l'application de votre remède puisse m'amener promp-tement à cet heureux résultat, je vous serai bien reconnaissant de venir le plus tôt qu'il vous sera possible.

Recevez, Monsieur, etc.

H. GOGUEL,
Rue Hillerin-Bertin, n. 10.

Je ne perdis pas un instant pour me rendre auprès de M. Go-guel ; je tenais à honneur de le guérir, son affection étant recon-nue rebelle, et ayant résisté à un traitement qui avait été habi-lement dirigé par un de nos meilleurs praticiens. Je me hâtai d'autant plus, que je craignais de nouvelles hésitations qui m'auraient blessé, et sans doute fait perdre l'occasion d'opérer une cure importante en présence d'un confrère bien compétent pour juger du mérite de mon procédé curatif et témoigner de son efficacité.

Je me transportai le même jour, 31 janvier, à sept heures du soir, chez M. Goguel, muni de tout ce qui pouvait m'être néces-saire pour procéder immédiatement à l'application des remèdes. Ce monsieur était levé ; il ne put se déplacer de son siége qu'à grand'peine, et en traînant en quelque sorte la cuisse et la jambe droites jusqu'à son lit, où il ne s'étendit pas sans difficulté. Je procédai à l'opération que je prolongeai pendant plus d'une heure : mais à peine avais-je terminé les dernières frictions, que j'eus la satisfaction de pouvoir permettre au malade d'apprécier le résultat déjà acquis, en se levant seul et en essayant de mar-cher, ce qu'il fit très-librement ; et se promenant à grands pas dans les appartemens contigus à sa chambre où sa famille était rassemblée, il ne cessait de s'écrier : «*Voyez donc comme je marche!... C'est incroyable !* »

J'engageai M. Goguel à ne pas chanter victoire complète ; je lui dis que je présumais qu'une ou deux autres applications pour-raient encore être nécessaires, et je l'invitai à me faire connaî-tre le lendemain matin, de bonne heure, l'état où il se trouverait, en me prévenant s'il lui convenait de se soumettre sans délai à une nouvelle application que, quoi qu'il advînt, je regardais comme utile et même indispensable.

— 40 —

Le lendemain matin je reçus ce petit mot :

Paris, le 1er février 1836.
    Monsieur,

...Mon mieux être est patent ; mais j'aurai besoin d'une seconde opération pour compléter ma guérison. Venez donc, je vous prie, ce soir, si vous le pouvez, je vous en serai bien reconnaissant ; et si demain je me réveille avec autant de satisfaction qu'aujourd'hui, je n'aurai jamais assez d'éloquence pour faire apprécier à toutes mes connaissances votre merveilleuse découverte.

Veuillez agréer, etc.   H. GOGUEL.

Je ne manquai pas au rendez-vous, et le soir, quand j'arrivai, je trouvai M. Goguel faisant la partie ; il se leva facilement, vint au-devant de moi, et me dit en sautant comme pour battre un entrechat : « *Voilà, docteur !* »

Madame Goguel me fit observer que son mari semblait n'avoir pas besoin d'une nouvelle application : cependant je tenais à en pratiquer au moins une pour consolider le succès obtenu. Elle ne fut pas aussi prolongée que la première ; mais je conseillai à M. Goguel de porter pendant quelques jours, immédiatement sur la peau, une cuisse en flanelle préparée ; il me le promit, et n'en fit rien. Le quatrième jour, il me renvoya ce vêtement avec le billet suivant :

Paris, 5 février 1836.
    Monsieur et cher docteur,

Voici la jambe de flanelle que vous aviez eu la bonté de me faire préparer, et dont *je suis bien sûr de ne point avoir besoin. Je marche parfaitement et je me mets en route ce soir* ; j'aurais voulu avoir un moment pour vous exprimer de nouveau ma reconnaissance et m'acquitter de ma grosse dette, si toutefois cela est possible ; mais dès mon retour, etc.

H. GOGUEL.

Voilà mon malade, ou plutôt mon guéri, en route pour Besançon. Il fit ce long trajet sans éprouver le moindre ressentiment des accidens douloureux auxquels il était en proie si récemment encore. En descendant de voiture, M. Goguel, qui est fort actif, put se rendre à pied partout où ses affaires l'appelaient. De retour à Paris, au bout de six semaines, il vint me témoigner sa gratitude : depuis lors, plus deux ans se sont écoulés, je l'ai revu souvent ; il n'a pas eu la plus petite atteinte d'un mal auquel il est naturellement prédisposé, et qu'il s'était vu déjà dans la nécessité de combattre même par l'application de plusieurs moxas qui lui avaient pour ainsi dire dévoré les chairs.

Le 6 août 1836 je reçus de M. Lehec, avocat et maire à Epinal (Vosges), la lettre suivante :

    Monsieur,

Mon épouse est depuis trois ans affectée de douleurs parfois fort aiguës que les uns considèrent comme une *sciatique*, et les autres comme ce mal compliqué d'une inflammation de l'articulation du fémur, je crois, avec les os du bassin.

Ce qu'il y a de certain, c'est que les souffrances les plus cruelles résultent de l'état actuel de la malade. Le temps seul et le repos peuvent, disent nos médecins, amener la guérison. Cependant, je n'ai pu voir, sans éprouver le désir d'en parcourir le texte, l'annonce d'une brochure dont vous êtes l'auteur ; veuillez donc me l'adresser, etc.

Signé LEHEC.

J'envoyai l'ouvrage demandé ; peu de temps après je reçus la consultation suivante rédigée par la malade elle-même, avec une précision tellement remarquable, qu'elle me met à même de consigner ici une observation intéressante qui ne peut manquer de fixer l'attention des praticiens, car on en trouve peu d'aussi exactes et complètes sur le sujet :

CONSULTATION DE MADAME LEHEC.

Depuis le mois de juin 1833, je suis atteinte d'une douleur dans la cuisse gauche, qui m'a pris en me levant, sans que je puisse savoir d'où elle peut provenir, n'ayant été exposée ni au froid, ni à l'humidité. Avant cette époque, je jouissais d'une très bonne santé, étant d'un très fort tempérament ; j'avais seulement éprouvé pendant assez long-temps des maux d'estomac qui m'occasionnaient des bâillemens très fréquens et des lassitudes dans tous les membres : je les attribuais à une cause morale. J'avais aussi ressenti une douleur à cette même cuisse dans ma dernière grossesse ; mais voilà de cela près de treize ans, et je ne pense pas qu'elle puisse être le principe de celle dont je souffre aujourd'hui. Les premiers jours où je la ressentis, je crus que c'était un nerf forcé, dérangé, et que cela se passerait ; je ne pouvais ni me chausser, ni ployer la jambe pour faire aucun mouvement. D'après l'avis de mon médecin, je fis quelques frictions d'huile opiacée qui me firent peu d'effet.

Les douleurs étaient surtout plus fortes lorsque je me levais et que je posais le pied par terre ; elles partaient du haut de la cuisse et s'étendaient jusqu'au talon. Au bout de trois semaines, pendant lesquelles j'avais souffert beaucoup en marchant, les douleurs devinrent tellement fortes, toujours à mon lever, que je ne pus plus quitter le lit sans perdre connaissance. Le médecin appelé alors, me déclara que c'était une sciatique et me fit appliquer des sangsues qui me firent beaucoup de mal ; je fus à peu près deux mois sans pouvoir me lever, ne pouvant rester ni debout, ni assise. Au bout de ce temps, on me décida à aller prendre les eaux thermales, desquelles j'éprouvai un grand soulagement, mais il ne fut que momentané. Je ne pouvais faire la moindre course sans que ma jambe ne devînt lourde et embarrassée, ni prolonger aucune promenade sans souffrir beaucoup. Depuis que je suis atteinte de cette maladie, je ne puis faire deux jours de suite le même exercice, la fatigue réitérée m'ayant toujours fait revenir les douleurs.

L'année suivante, on m'engagea à recommencer l'usage des eaux thermales et à prendre des bains de vapeur presque tout le temps que dura la saison ; je ne me trouvai pas bien des eaux comme la première fois, les bains de vapeur, surtout, me donnaient des nausées et me faisaient porter le sang à la tête avec beaucoup de force : je fais observer ici que j'y suis assez sujette, étant d'un tempérament sanguin. De retour chez moi, je souffris toujours, et au bout de six semaines environ, je fus reprise de douleurs plus violentes encore que la première fois, et cela presque subitement. Cependant huit jours avant cette rechute, j'avais ressenti quelqu'atteinte ; j'avais fait la veille une course assez longue, qui détermina et aggrava je crois beaucoup le mal. Je souffris toute la nuit, et voulus cependant me lever le lendemain comme à l'ordinaire; mais en descendant du lit, je me trouvai mal, et ce ne fut pas sans difficultés qu'on put me reposer dessus; les mouvemens qu'il fallut faire pour cela, furent si douloureux, que je restai près de deux heures en faiblesse, et pour peu que je remuasse la jambe, les reins et même la tête, je retombais dans cet état. Je fus pendant trois jours souffrant sans relâche, et tellement que, quoique je sois très forte, je ne crois pas que j'aurais pu supporter plus long-temps cette position. Le quatrième jour, je fus soulagée par l'apparition de mes règles; il arrive très souvent qu'à cette approche je souffre davantage, et qu'aussitôt qu'elles paraissent j'éprouve du soulagement.

Comme je ne pouvais pas bouger, ni supporter de frictions, on m'appliqua un énorme emplâtre d'opium qui ne me fit rien; on recommença les frictions quand on le put; celles dont j'éprouve quelque soulagement, sont composées d'ammoniaque et d'huile. Voyant que tous les remèdes extérieurs étaient presqu'insignifians, on me donna pendant longt-temps des pilules d'essence de térébenthine; je crus d'abord qu'elles me guériraient; elles me faisaient éprouver un sentiment de chaleur à l'intérieur, précisément à l'endroit malade, cela me faisait bien; mais à la longue les pilules ne produisirent plus rien. On me posa alors un vésicatoire à la cuisse, il me fit souffrir horriblement et m'irrita beaucoup les nerfs; on le soupoudrait de morphine; ce remède me faisant éprouver tous les symptômes de l'empoisonnement, on fut obligé de le cesser.

Pendant le temps où je souffris le plus, j'eus de fréquentes nausées et des attaques de nerfs, ce que je n'avais jamais éprouvé. Une des sensations les plus ordinaires était un battement très fort dans la cuisse; puis il me semblait souvent sentir intérieurement ce qu'on éprouve lorsqu'il se forme un mal à un doigt, par exemple, quelquefois je croyais que c'était une plaie au vif. En général, lorsque je souffre par suite d'une marche, je crois qu'il y a gonflement intérieur. J'ai plusieurs fois fait usage de ventouses avec succès; divers médecins étaient d'avis que le moxa devait extirper le mal; j'ai reculé devant ce moyen, parce qu'il m'a été proposé après la suppression du vésicatoire dans lequel on paraissait avoir la même confiance: n'en ayant obtenu que de grandes souffrances, j'ai craint que le moxa ne m'amenât pas à un résultat plus avantageux.

M. Biett, consulté deux fois, conseilla la première, après plusieurs vésicatoires et l'emploi du stramonium en pilules; mes médecins ne furent point d'avis de m'administrer ce remède. La seconde fois il prescrivit l'usage de bains de vapeur partiels et de douches en arrosoir; puis des bains d'eaux thermales, comptant sur un résultat tout à fait heureux à la suite; mais je n'obtins pas ce résultat, et comme il avait néanmoins prévu ce cas, il avait prescrit en outre l'acupuncture, le marteau de Mayor, et en était revenu à l'emploi du stramonium, dans le cas où ces remèdes seraient sans effet. Mes médecins ont toujours refusé de le mettre en usage, le trouvant trop violent.

Le temps sec et chaud me fait presque toujours mal, tandis qu'une pluie douce, d'orage, m'apporte toujours un mieux; je souffre généralement plus l'été que l'hiver. Cependant le signe précurseur de mon mal est toujours un froid glacial dans la jambe, souvent suivi d'une chaleur brûlante; l'impression de l'air me fait mal, mais si je n'y suis pas exposée je ne souffre pas d'une température froide. Il y a des instans où la partie malade est très sensible au toucher, d'autres où, quoique souffrant beaucoup, je ne ressens rien extérieurement. Le travail assidu, écrire ou calculer long-temps, surtout le soir après avoir mangé, me donne quelquefois cette chaleur et ce battement dont j'ai parlé plus haut, et fait que je souffre davantage le lendemain. Si quelque chose m'agite ou m'occupe, le même malaise se fait sentir. Je trouve que le mal va toujours croissant; dans le principe, je ne souffrais que depuis le haut de la cuisse jusqu'au talon, maintenant cela s'étend tout autour de la hanche, même sur le côté du ventre; fortement dans les reins, quelquefois dans le genou et dans le pied. Le mouvement dont je souffre le plus est de tourner la jambe en dedans ; dans les crises les plus fortes, je ne pouvais la supporter que posée en dehors et couchée sur mon mal ; c'était la position que je pouvais garder le plus long-temps. Depuis deux mois à peu près, je ne sais plus laquelle tenir au lit, j'y souffre horriblement et ne peux m'y tourner sans me mettre sur mon séant, ou me glisser doucement en appuyant la tête fortement. L'un et l'autre mouvemens me sont très pénibles et m'occasionnent toujours une douleur égale dans chaque rein. Le moment où je me lève est très douloureux.

L'opinion de M. Biett était, lorsque je l'ai consulté, que c'était une simple névralgie ; mon médecin, d'ici, ayant été à même d'étudier plus long-temps mon mal, croit qu'il y a complication et que les muscles sont malades aussi. Du reste, pendant le cours de cette maladie, je n'ai éprouvé aucun changement ni pour mes règles, ni pour aucunes fonctions ; mon appétit, ordinairement bon, a continué à être le même tant que les douleurs n'étaient pas trop aiguës. J'ai perdu un peu de mon embonpoint dans mes longues souffrances, mais je l'ai regagné même au-delà, ce que j'attribue au manque d'exercice ; je suis forcée, ne pouvant marcher, de mener une vie sédentaire. Je travaille presque toujours et j'en souffre quelquefois, mais la distraction que le travail me produit, m'est je crois nécessaire, étant naturellement d'un caractère assez triste, porté à la mélancolie : de longues peines souvent concentrées ont ajouté à cette mélancolie que l'occupation diminue toujours. Je souffre encore quelquefois de l'estomac, je crois avoir souvent besoin de manger, et après l'avoir fait, le même besoin se fait sentir ; puis j'ai presque toujours froid, ce qui augmente mes crispations d'estomac. Malgré tout cela, j'ai l'extérieur d'une personne qui se porte bien ; grasse, bon teint, quoique je passe toujours de mauvaises nuits, faisant des rêves affreux et souffrant dans presque toutes les positions : mes habitudes sont très régulières, je me lève ordinairement de bonne heure et me couche tard.

Il n'était pas facile, malgré les détails si clairs, si précis, contenus dans cette relation, de caractériser la nature de l'affection. Était-ce une sciatique, une maladie de l'articulation coxo-fémorale, un rhumatisme musculaire ? Je crois qu'il y avait un peu de tout cela.

Cependant la gravité des accidens réclamait impérieusement l'emploi d'une médication puissante, et j'eus lieu de m'étonner que le cas fût réputé incurable, puisqu'en désespoir de cause, selon les expressions de M. Lehec (*voir plus haut sa lettre*) on n'attendait plus la guérison que du repos et du temps. Mais, pour moi, les moyens qui constituent ma médication externe étaient parfaitement indiqués ; je n'hésitai pas à en proposer l'usage, et la malade, dont je n'eus pas de nouvelles pendant plusieurs mois, les employa sinon avec la persévérance qui était nécessaire, du moins avec une intelligence qui lui fit obtenir une amélioration notable et constatée par la lettre suivante, qu'elle m'adressa plus de six mois après le traitement.

Épinal, le 27 mai 1837.

Monsieur,

Depuis long-temps j'avais le désir de vous informer des résultats que j'ai obtenus de l'emploi de votre remède ; des occupations successives m'en ont empêchée, aujourd'hui j'en trouve l'occasion et je la saisis avec empressement. Dans les premiers momens je n'en avais pas obtenu la satisfaction désirable et espérée, mais à force de répéter l'opération, je supportais les boules tellement chaudes que ma jambe s'en trouvait non-seulement échauffée dans le moment, mais encore pour toute la journée, ce qui me faisait un grand bien, et depuis ce temps elle n'a plus été glacée comme avant. Enfin j'ai passé un hiver fort satisfaisant, je ne doute pas que je ne doive mon mieux être à votre traitement ; de tous ceux auxquels j'ai été soumise, c'est celui qui m'a apporté le plus de soulagement, je me fais un plaisir de vous en faire part. Je ne suis cependant pas entièrement guérie ; je suis obligée de prendre toujours beaucoup de ménagemens : la moindre fatigue ramène les douleurs, mais elles sont de moins de durée, une nuit suffit pour me remettre, tandis que, précédemment, il me fallait deux ou trois jours de repos absolu. La douleur des reins qui était si insupportable au lit, est disparue entièrement.

J'ai fait l'application du remède pendant cinq semaines environ sans discontinuer ; *il y a de cela six mois* à peu près ; je l'ai cessé au bout de ce temps à cause de la mauvaise saison (1). Pendant cet intervalle je me suis fréquemment frictionnée avec le Baume, qui me fait toujours beaucoup de bien. Maintenant je vais reprendre complètement le traitement, et j'espère que cette fois j'aurai un plein succès ; je prolongerai l'emploi du remède encore plus que la première fois afin d'y réussir.

Veuillez agréer, etc.
                                                           F. Lehec.

Depuis lors je n'ai reçu aucunes nouvelles directes de la malade. A la fin de septembre 1837, une dame vint de sa part à Paris, faire une provision de Baume, et m'apprit que Mᵐᵉ Lehec se trouvait fort bien, mais qu'elle pratiquait de temps en temps quelques frictions pour entretenir les avantages obtenus.

Je crois devoir citer encore ici un fait très remarquable de la rapide et salutaire influence de la médication externe. C'est en présence d'un habile praticien, neveu du célèbre Portal, le docteur Cornac, médecin des Invalides et membre de l'Académie royale de médecine, que cette observation a été recueillie.

M. Deliège était atteint d'un rhumatisme nerveux aigu, qui occupait tout le membre inférieur droit, depuis la hanche jusqu'aux extrémités des orteils. Les douleurs étaient si vives, que le malade se trouvait dans l'impossibilité absolue de faire le moindre mouvement, et, depuis plus de quinze jours, il était fixé dans son lit sans pouvoir changer de position. M. Deliège avait épuisé toutes les ressources de la médecine propres à combattre la douleur ; M. Cornac lui donnait des soins de tous les instans ; il n'était pas seulement son médecin, mais son ami et son beau-frère. Cependant il ne put parvenir, par aucun remède, à calmer des souffrances qui étaient d'autant plus intolérables, que le simple attouchement causait de véritables angoisses au malade, et que le plus petit froissement des draps et des couvertures lui arrachait des cris.

(1) C'est un préjugé que généralement je n'ai pu vaincre, cette croyance dans laquelle sont tous les malades que les applications doivent être suspendues pendant la mauvaise saison. La seule mauvaise saison est celle où l'on souffre ; cependant beaucoup de personnes se résignent à supporter leurs maux en attendant ce qu'ils appellent l'époque la plus favorable au traitement, et elles se mettent par leur faute dans des conditions plus *défavorables* au succès, en laissant aggraver les accidens qui, par leur permanence, altèrent la sensibilité des tissus. (*Voir l'appréciation de l'efficacité de la méthode, page* 17.)

J'ai déjà dit (*voir l'Exposé de la méthode*) que dans les rhumatismes aigus et dans les accès violens de goutte, l'état d'exaltation de sensibilité de la peau ne permettait pas toujours l'application facile des moyens curatifs, et qu'alors on ne pouvait exiger que leur efficacité fût la même. En effet, pour faire pénétrer un agent médicamenteux à travers les pores du derme, il faut au moins qu'on puisse étendre à sa surface le remède convenable. Dans le cas dont il s'agit, il n'en était pas ainsi : néanmoins, avec beaucoup de précautions, de ménagemens et une grande patience, je parvins, au bout d'une heure, à modifier la sensibilité de la peau de telle manière, qu'en terminant, je pus opérer les frictions et le massage presque aussi aisément que dans les cas ordinaires. Enfin, M. Deliège se trouva si notablement soulagé, qu'il put immédiatement se lever et traverser sa chambre pour s'étendre sur un canapé ; calme précieux, dont on profita pour refaire son lit, auquel il n'avait pas été possible de toucher depuis quinze ou vingt jours.

Je me borne à constater une victoire remportée contre la douleur jusqu'alors invincible ; je n'ai fait qu'une seule application ; le malade a continué à recevoir les soins de M. le docteur Cornac, et si j'ai présenté cette observation incomplète, de préférence à une autre plus probante, c'est que, comme les précédentes, elle m'apporte le contrôle et le témoignage d'un praticien très distingué, juste appréciateur des faits et des circonstances dans lesquelles ils ont été déterminés. D'ailleurs, en raisonnant par analogie, il est facile de se faire une idée de l'importance d'une méthode thérapeutique aussi simple et aussi active.

OBSERVATIONS DIVERSES.

Je vais actuellement rapporter succinctement un certain nombre de cures intéressantes opérées dans diverses affections, et contre les accidens desquelles la méthode curative externe a été avantageusement mise en usage. Je m'abstiendrai de donner ici les mêmes développemens dont j'ai cru devoir entourer les observations qui précèdent. Bien que ces cas ne soient pas sans importance, ils ne nécessitent pas tous la même exposition de détails ni de principes théoriques. D'ailleurs, je me suis imposé des bornes dans ce travail précipité, qui ne doit être qu'un tableau synoptique des principaux succès que j'ai obtenus, mais dont les diverses relations seront plus tard classées et commentées comme il convient, en recevant la forme scientifique dont je me suis vu, malgré moi, forcé de les dépouiller dans cette rapide publication. (*Voyez l'avis au lecteur.*)

NÉVRALGIES ANOMALES.

On désigne sous ce nom les douleurs nerveuses, non circonscrites dans certaines régions, se prolongeant par irradiation, et ne paraissant pas avoir leur siége exclusivement dans le trajet d'un nerf.

Le 14 février 1836, vers midi, M. Delagenette, hôtel de Londres, rue de l'Échiquier, vint instamment me prier de vouloir bien me rendre auprès de sa fille, qui éprouvait une crise très violente d'une affection nerveuse à laquelle elle était en proie; les soins de MM. les professeurs Fouquier, Marjolin et autres praticiens célèbres avaient tous été infructueux; M. Marjolin avait même insisté pour qu'on s'abstînt désormais de tous médicamens, et que la maladie fût abandonnée à elle-même. Ce conseil était sage, car, sous l'influence des remèdes, les accidens, au lieu de s'amender, paraissaient s'exaspérer. Mais mademoiselle Delagenette éprouvait un accès tellement violent que son père accourut bien vite chez moi et me força en quelque sorte à l'accompagner. Obligé d'agir spontanément, et sans avoir pu apprécier la nature du mal, je savais toutefois ne pouvoir aucunement aggraver la position de la malade. Je m'étais muni de ma trousse dolorifuge, et je m'empressai d'essayer de ramener le calme par une application minutieusement faite. Les régions de la tête, de la face et du cou étaient le siége des tortures; il me fallut opérer depuis l'angle interne de l'œil jusque dans le conduit auditif; mais j'obtins, en moins d'une demi-heure, une rémission marquée des douleurs, et au bout d'une heure le calme était si complet que mademoiselle Delagenette avait recouvré sa gaîté ordinaire, et que je pus, ce jour-là, dimanche-gras, l'autoriser à aller jusqu'au boulevard voir passer les masques. Plus de deux mois après, je reçus des nouvelles de mademoiselle Delagenette par une malade qui me vint de sa part; elle n'avait point eu de rechute, et il n'est pas à ma connaissance qu'elle en ait éprouvé depuis.

Un cas presque semblable et un succès non moins extraordinaire me sont échus il y a plus de deux ans. Madame de l'Aubépin était depuis long-temps torturée par une névralgie irrégulière, se manifestant tantôt dans les épaules et les bras, le cou et le dos, la tête et la face, sous l'influence la moins appréciable d'une variation de la température de l'atmosphère ou de l'impression physique ou morale la plus légère; elle était atteinte de douleurs intolérables, tantôt sur un point, tantôt sur l'autre.

Ne trouvant aucun allégement à ses souffrances, qu'elle attribuait surtout à l'abaissement de la température, madame de l'Aubépin se fit transporter à l'établissement des Néothermes dont toutes les dépendances sont maintenues à un degré de chaleur élevé et toujours égal; c'est là que je fus appelé, le 6 avril 1836, pour lui donner des soins. Il est à la connaissance de toutes les personnes qui séjournaient alors aux Néothermes, parmi lesquelles je rencontrai M. Charles Maurice, rédacteur du *Courrier des Théâtres*, que madame de l'Aubépin fut amenée dans un état vraiment affligeant à voir. Cependant, par une seule application de la vaporisation simple et balsamique que je pratiquai sur la figure et les régions alors affectées, je maîtrisai bien vite tous les accidens, et madame de l'Aubépin qui, peu d'instans avant mon arrivée, était dans une espèce de délire, reprit, comme par enchantement, l'usage des aimables facultés qui la distinguent. Je fis demander M. Fouquier neveu, jeune médecin attaché à l'établissement, et j'opérai devant lui. Il fut si étonné des phénomènes qui se manifestaient sous l'influence de la médication externe, qu'il me demanda s'ils n'étaient pas plutôt le résultat d'une action magnétique que médicamenteuse. Je le mis bientôt à même de vérifier par lui-même le mode d'action de mes agens curatifs.

Enfin madame de l'Aubépin, délivrée des douleurs atroces auxquelles elle était en proie, n'a pas cessé depuis lors de jouir de la meilleure santé. J'ai reçu de M. de l'Aubépin, quelques mois après la guérison de son épouse, une lettre qui se termine ainsi :

« Vous apprendrez avec plaisir que ma femme n'a pas éprouvé ses douleurs névralgiques depuis que vous l'avez guérie ; aussi vous rend-elle grâce tous les jours, et elle vous envoie, ainsi que moi, bien des malades.

» Recevez, monsieur le docteur, une nouvelle assurance de ma reconnaissance.

» 1er août 1836.

» DE L'AUBÉPIN. »

Des nouvelles que j'ai reçues, tout récemment (mars 1838), m'ont confirmé la guérison radicale de madame de l'Aubépin.

Le 15 mars 1836, M. James de Rothschild me fit inviter à l'aller voir le plus tôt qu'il me serait possible : je me rendis à son hôtel le même jour vers quatre heures après midi ; je trouvai auprès de lui deux médecins, dont l'un, M. Marx, me donna des renseignemens sur la nature des douleurs qui tourmentaient M. le baron James, en m'invitant à reconnaître que ce genre d'affection était incurable. L'expérience me défendait de me rendre au désir vivement manifesté de mon confrère ; mais je ne fis aucune difficulté de mettre en doute avec lui le succès du traitement, d'autant moins que les efforts des plus habiles praticiens avaient déjà été impuissans pour calmer les souffrances que M. de Rothschild éprouvait depuis le coude jusqu'au petit doigt. Cependant je fis remarquer qu'il n'y avait que de l'avantage pour le malade à *essayer* l'influence de ma médication. M. James, qui est un homme de beaucoup d'esprit, m'aida considérablement à obtenir l'assentiment de mes confrères en déclarant que, pour nous mettre d'accord, il allait appeler un médecin homœopathe. Alors toutes *les premières difficultés* furent levées ; je fixai pour le soir la première application ; et j'invitai mes confrères à y assister.

J'eus le malheur de me faire attendre quelques minutes, et je suppose que ces messieurs en conçurent de la mauvaise humeur, car ils m'adressèrent plusieurs apostrophes chimico-physiologiques auxquelles je me trouvai dans la nécessité de faire des réponses non moins piquantes que les demandes, et qui ne paraissaient pas, à mon grand regret, satisfaire mes bienveillans argumentateurs. J'aurais même eu beaucoup de peine à capter leurs suffrages, sans la toute puissante intervention de M. de Rothschild. Pendant nos savantes dissertations, je pratiquais l'application des remèdes, et le malade coupa court aux démonstrations en affirmant qu'il éprouvait déjà un soulagement notable : quoiqu'il en fût, mes confrères semblaient ne pas partager son opinion ; mais ils avaient trop d'usage pour risquer de contrarier un malade tel que M. de Rothschild, et lui dire ouvertement ce qu'ils pensaient de mon procédé, qu'ils ne connaissaient pas encore. Les *deuxièmes difficultés* furent ainsi écartées : je reconnus alors que mes confrères étaient des gens très débonnaires, et que je ne devais pas prendre en mauvaise part des remarques qu'ils faisaient sans doute dans l'intérêt et pour le bien de M. de Rothschild, qui, en définitive, passa une soirée assez amusante et une très bonne nuit, sans souffrir comme d'ordinaire. Le lendemain matin, ce fut moi qui le réveillai, ce dont il ne se plaignit pas, car mes confrères, qui étaient absens, ne purent le dépersuader de l'idée qu'il s'était faite que je lui avais procuré les bonnes heures de repos qu'il avait goûtées.

En tout, je fis trois applications successives de douze en douze heures à M. de Rothschild, après lesquelles, se trouvant mieux, il me remercia et leva *les dernières difficultés* en disant au plus ardent de mes interlocuteurs : *Marx ! quand vous aurez les douleurs dont vous vous plaignez quelquefois, je vous conseille de prier le docteur de vous en débarrasser.* Cependant M. de Rothschild ne peut pas être certain que je l'aie seulement soulagé, puisque mes très honorables confrères ont déclaré :

1° Que la suspension *subite* de la douleur était un signe caractéristique des affections nerveuses.

2° Que le *temps* avait changé pendant l'application des remèdes, ce qui pouvait avoir eu une influence favorable.

3° Enfin, qu'ils ne croyaient à la guérison des maladies que lorsqu'ils ne les voyaient pas revenir.

Je ne fis aucune objection aux deux premières propositions ; mais à cette dernière, qui me parut plus que hasardée, je ne pus m'empêcher de rire et de demander à mes confrères s'ils avaient déjà guéri des rhumes, des fluxions, des coliques, etc., etc., dont ils aient à tout jamais garanti leurs cliens.

Mais M. le prince de Schonburg, qui avait eu la bonté de parler de moi à M. de Rothschild, m'a assuré que je lui avais été fort utile, et qu'il était très content des soins que je lui avais donnés. Le prince me fit même part d'une observation qu'il avait faite à M. de Rothschild ; mais je dois avoir la discrétion de ne pas la publier.

Dans une autre série d'observations, j'en rapporterai encore quelques unes de Névralgies anomales, et d'affections paraissant résulter d'une lésion de la moelle épinière. J'aurai l'occasion de citer de nombreuses guérisons de maladies articulaires goutteuses et Rhumatismales. Enfin, je publierai des faits très curieux, de succès obtenus dans des cas graves, malades des altérations organiques (Viscéralgies), compliqués d'hypocondrie.